Heidelberger Taschenbücher Band 61

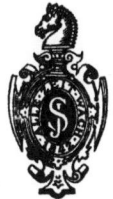

ISBN-13: 978-3-540-04554-0   e-ISBN-13: 978-3-642-86991-4
DOI: 10.1007/978-3-642-86991-4

Alle Rechte vorbehalten. Kein Teil dieses Buches darf ohne schriftliche Genehmigung des Springer-Verlages übersetzt oder in irgendeiner Form vervielfältigt werden. © by Springer-Verlag Berlin · Heidelberg 1969. Library of Congress Catalog Card Number 70-85400.

Die Wiedergabe von Gebrauchsnamen, Handelsnamen, Warenbezeichnungen usw. in diesem Werk berechtigt auch ohne besondere Kennzeichnung nicht zu der Annahme, daß solche Namen im Sinne der Warenzeichen- und Markenschutz-Gesetzgebung als frei zu betrachten wären und daher von jedermann benutzt werden dürften.

Titel-Nr. 7589

Herzinfarkt
Grundlagen und Probleme

Herausgegeben von W. Hort

Unter Mitarbeit von
S. Heyden · H. Hort · W. Hort · H. Just
W. Meesmann · F.-W. Schulz · D. Sinapius

Mit 26 Abbildungen

Springer-Verlag Berlin · Heidelberg · New York 1969

Vorwort

Von einem Taschenbuch erwartet der Leser meist, daß es ihn auf knappem Raum über ein umfangreiches Wissensgebiet informiert. Dieses Büchlein behandelt dagegen ausführlicher als ein Lehrbuch die Grundlagen eines einzigen Krankheitsbildes. Die erschreckende Häufigkeit des Herzinfarktes hat uns zu dieser eingehenden Darstellung bewogen. Wir hoffen, daß die Schilderung der Morphologie, Physiologie und Epidemiologie beim behandelnden und beim angehenden Arzt das Verständnis für die Entstehung und den Ablauf eines Herzinfarktes vertiefen und zum Nachdenken über seine Verhütung und rationelle Therapie beitragen mögen.

An geeigneten Stellen haben wir offene Fragen nicht verschwiegen. Vielleicht werden dadurch weitere Untersuchungen angeregt, die mithelfen können, Lücken im Gebäude unseres Grundlagenwissens über den Herzinfarkt zu schließen.

Göttingen, Mai 1969   W. Hort

Mitarbeiterverzeichnis

HEYDEN, S., Associate Prof., M. D., Department of Community Health Sciences, Duke University Medical Center, Durham N. C. 27706 / U.S.A.

HORT, HEDWIG, Dr. med., 3400 Göttingen, Humboldtallee 20

HORT, W., Prof. Dr. med., Pathologisches Institut der Universität, 3400 Göttingen, Gosslerstraße 10

JUST, H., Dr. med., II. Medizinische Universitätsklinik und Poliklinik (Kreislaufabteilung), 6500 Mainz, Langenbeckstraße 1

MEESMANN, W., Prof. Dr. med., Direktor des Instituts für Pathologische Physiologie am Klinikum Essen der Ruhr-Universität, 4300 Essen, Hufelandstraße 55

SCHULZ, F.-W., Dr. med., Institut für Pathologische Physiologie des Klinikum Essen der Ruhr-Universität, 4300 Essen, Hufelandstraße 55

SINAPIUS, D., Prof. Dr. med., Pathologisches Institut der Universität, 3400 Göttingen, Gosslerstraße 10

Inhalt

I. Historischer Rückblick. W. HORT und H. HORT 1
II. Was verstehen wir unter einem Herzinfarkt? W. HORT 7
III. Coronararterien beim Herzinfarkt. D. SINAPIUS 9
   1. Normale Anatomie der Coronararterien 9
   2. Coronarsklerose 11
      A. Definition und Kennzeichen 11
      B. Formale Entstehung der Coronarsklerose 13
      C. Kausale Entstehung der Coronarsklerose 18
   3. Verschließende Coronarthrombose 21
   4. Obduktionsstatistik der Coronarsklerose 28
IV. Funktionelle Morphologie der Myokardveränderungen beim Herzinfarkt. W. HORT 32
   1. Einleitung 32
   2. Elektrolytverschiebungen 32
   3. Elektronenmikroskopische Frühveränderungen 33
   4. Histochemische Befunde 33
   5. Frühdiagnose des Infarktes 35
   6. Infarktablauf 36
   7. Intramurale Thromben im Infarktgebiet 39
   8. Die subendokardiale überlebende Randzone 41
   9. Komplikationen des Infarktes 42
      A. Parietale Thromben 42
      B. Herzruptur 42
      C. Herzwandaneurysma 44
V. Kollateralenentwicklung an den Kranzarterien im Tierexperiment. W. MEESMANN und F.-W. SCHULZ 48
   1. Anatomie 48
      A. Transepikardiale Kollateralen 50
      B. Retroperikardiale Kollateralen 50
      C. Endomurale Kollateralen 51
      D. Intra- und interarterielle Kollateralen 51
   2. Funktion präexistenter Kollateralen 51
   3. Nachweismethoden 53
      A. Morphologische Methoden 53
      B. Funktionelle Methoden 54
   4. Biologische Ursachen der Kollateralenentwicklung 56
   5. Pharmakologische Auslösung der Kollateralenentwicklung . . 58
   6. Protektive Wirkung eines funktionsfähigen Kollateralkreislaufes im Tierexperiment 63
   7. Bedeutung der tierexperimentellen pharmakologischen Befunde für das menschliche Herz 64

VI. Coronarkollateralen in menschlichen Herzen. W. HORT 67
   1. Methoden 67
   2. Anastomosen in normalen Herzen 67
   3. Anastomosen in pathologisch veränderten Herzen 69
   4. Operative Schaffung extrakardialer Anastomosen 71
VII. Zusammenhänge zwischen Kranzarterienveränderungen und Herzinfarkt. W. HORT und D. SINAPIUS 74
   1. Einführung 74
   2. Coronarsklerose bei Herzinfarkt 75
   3. Herzinfarkt bei Coronarverschluß 76
   4. Herzinfarkt bei Coronarstenose 78
   5. Herzinfarkt ohne wesentliche Coronarstenose 78
   6. Coronarverschluß ohne Folgen 80
   7. Infarktmuster im Myokard in Abhängigkeit von den Coronarveränderungen 81
VIII. Klinische Physiologie. H. JUST 87
   1. Coronardurchblutung 87
   2. Infarktfolgen am Herzen 91
      A. Störung des Kontraktionsablaufes 91
      B. Herzinsuffizienz 95
      C. Arrhythmie 97
   3. Auswirkungen des Infarktes auf den Kranken und Infarktfolgen am Kreislaufsystem 104
   4. Todesursachen beim Herzinfarkt 108
   5. Intensivpflege und Wachstationen zur Besserung der Überlebenschancen 110
XI. Epidemiologie. S. HEYDEN 115
   1. Häufigkeit des Herzinfarktes 115
   2. Erbfaktoren 118
   3. Nicotin 120
   4. Die Rolle des Blutcholesterins 123
   5. Ernährung — Cholesterinspiegel — Herzinfarkt 127
   6. Hypertonie 132
   7. Diabetes mellitus 137
   8. Körperliche Aktivität 139
   9. Psychischer Stress 142
X. Akuter Herztod ohne Herzinfarkt. W. HORT 147

Sachregister 150

I. Historischer Rückblick

W. Hort und H. Hort

Heute hat jeder Laie etwas vom Herzinfarkt gehört, und jeder Arzt kennt ihn als eine der wichtigsten und häufigsten Erkrankungen. Noch vor 50 Jahren war er aber nur ganz wenigen Ärzten bekannt. In den damaligen Lehrbüchern der Inneren Medizin wurde der Infarkt meist überhaupt nicht erwähnt oder höchstens flüchtig beschrieben.

Ohne Zweifel hat es auch früher schon Herzinfarkte und Angina pectoris gegeben. Sie kamen aber sicher wesentlich seltener vor als heute. Das Krankheitsbild des Infarktes war vermutlich schon Hippokrates (460—377 v. Chr.) bekannt, denn er beschrieb eine Erkrankung mit Ohnmacht und Schwächezuständen, die ohne erkennbare Ursache mit plötzlichem Tod enden könne (s. Schimert u. Mitarb.). Aus dem Altertum ist ferner aus einem Briefe des römischen Philosophen Seneca überliefert, daß dieser wahrscheinlich an einer Angina pectoris litt (s. Parry). William Harvey teilte 1654 die Sektionsbeobachtung einer Herzruptur mit, die wir heute als Folge eines Infarktes deuten. Es ist nämlich überliefert, daß sich der Herzriß bei einem Edelmann ereignete, „der häufig, insbesondere nachts, von einem gewissen Anfall ergriffen wurde, wobei er infolge eines niederdrückenden Schmerzes auf der Brust bald eine Ohnmacht, bald eine Erstickung befürchtete" (zit. nach Morgagni, der auch eine eigene Beobachtung von Herzruptur mitteilte).

Von hier bis zum Erkennen der Zusammenhänge zwischen Herzinfarkt, Angina pectoris und den Kranzarterienveränderungen war noch ein langer Weg, von dem viele Irrwege und Sackgassen abgingen.

Die *Kranzarterien* waren schon im Mittelalter bekannt. Leonardo da Vinci und Vesalius haben sie im 16. Jh. abgebildet und auch beschrieben (s. Schimert u. Mitarb.). Im 18. Jh. folgten dann Beschreibungen pathologischer Veränderungen an den Coronararterien. Thebesius sah schon 1708 an den Hauptästen eine völlige Verknöcherung, und Bellini beschrieb 1714 sklerotische Veränderungen an den Kranzarterien. In seinem berühmten Werk: „De sedibus et causis morborum", das die wissenschaftliche Pathologie begründete, teilte Morgagni 1761 auch die Krankengeschichte einer 42jähr. Frau mit, die an Schmerzen in der linken oberen Brusthälfte litt, die wir heute als pektanginös deuten. Von einem Zusammenhang dieser Beschwerden mit Veränderungen an Kranzarterien ahnte Morgagni noch nichts. Diese Erkenntnis ließ jedoch nicht mehr lange auf sich warten.

In der denkwürdigen Sitzung des Royal College of Physicians in London vom 21. Juli 1768 prägte HEBERDEN (Abb. 1) den Begriff „Angina pectoris" und gab eine klassische Schilderung dieses Symptomenbildes, das er gegen andere Erkrankungen des Brustraumes abgrenzte. HEBERDEN berichtete, daß er wenigstens 100 Kranke mit diesem Leiden sah. Fast immer waren es Männer, die sich dem 50. Lebensjahr näherten oder älter waren.

Spätere Untersucher zählten die Angina pectoris im Gegensatz zu HEBERDEN zu den seltenen Krankheitsbildern. GILBERT BLANE (zit. nach WUNDERLICH) beobachtete in seiner Privatpraxis innerhalb von 11 Jahren 3813 Kranke. Bei 21 dieser Patienten diagnostizierte er Palpitationen („Herzklopfen") und Angina pectoris. Unter den ärmeren Patienten, von denen er 3835 „Individuen" im Thomasspital betreute, fand er Herzpalpitationen dagegen nur 3mal und eine Angina pectoris niemals. In seinem vor 100 Jahren erschienenen Lehrbuch der Herzkrankheiten erwähnt TH. v. DUSCH, daß im Jahre 1845 unter 5171 Todesfällen in Hamburg nur 3 Folgen einer Angina pectoris gewesen seien. Der Lebensweise schrieb er einen Einfluß zu, „denn namentlich leiden oft wohlhabende und reiche Leute an Angina pectoris, welche den Genüssen einer reichlichen und luxuriösen Tafel ergeben ohne zugleich die nötige körperliche Bewegung zu haben, zu einer bedeutenden Fettleibigkeit gelangen". Auch fortgesetzte leidenschaftliche Aufregungen und heftiges, lautes Reden sollten zu diesem Übel disponieren. Er zitierte auch BEAU und LANCEREAUX, die einem excessiven Tabakrauchen einen Einfluß auf die Entstehung der Angina pectoris zuschrieben.

Unter den 700 Männern, die P. D. WHITE als junger Intern und Resident 1912 und 1913 betreute, hatten nur 4 eine Angina pectoris ohne Lues, 3 eine Angina pectoris mit Lues, 1 eine Angina pectoris bei rheumatischer Aorteninsuffizienz und nur 1 einen autoptisch nachgewiesenen frischen Infarkt.

HEBERDEN glaubte, daß der Angina pectoris meist ein Krampf in der Brust zugrunde liege. Wieweit dabei das Herz beteiligt war, wußte er nicht. Vorher hatte schon der päpstliche Leibarzt LANCISI (1738) den Gedanken geäußert, daß die Schmerzen in der linken Thoraxhälfte und hinter dem Brustbein vom Herzen ausgingen. HEBERDEN selbst konnte keine Obduktion eines an Angina pectoris verstorbenen Patienten ausführen. Auf seine Veranlassung sezierte aber JOHN HUNTER, der berühmte Chirurg, Anatom und Pathologe 1722 einen solchen Patienten. Er konnte am Herzen nichts Auffälliges entdecken. Sehr wahrscheinlich hat er aber die Kranzgefäße nicht untersucht. Dies geht aus einem an PARRY gerichteten Briefe JENNERs hervor, der als damals erst 23jähriger dieser Obduktion als Schüler HUNTERs beiwohnte. EDWARD JENNER, der später durch die Pockenschutzimpfung berühmt wurde, sezierte einige Zeit danach selbst einen mit Angina pectoris verstorbenen Patienten. In seinem Brief an PARRY schrieb er darüber: „Als ich nach dem

Tode die wichtigsten Teile des Herzens untersuchte, und nichts finden konnte, was mich sowohl auf die Ursache seines plötzlichen Todes, als auf die der Symptome, die ihm vorangingen, schließen ließ, so durchschnitt ich das Herz in der Quere nahe an der Basis desselben, wobei

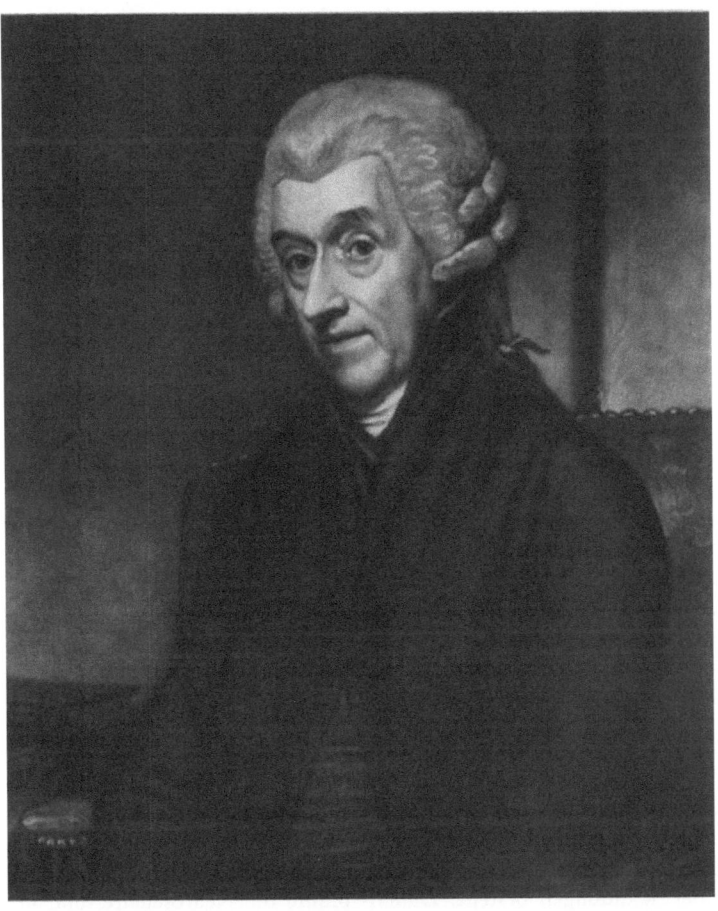

Abb. 1. WILLIAM HEBERDEN. Kupferstich von J. Ward nach einem Gemälde von W. Beechey. Für die Überlassung der Reproduktion danken wir Herrn F. N. L. POYNTER, Ph. D., Direktor des Wellcome Institute of the History of Medicine, London

mein Messer auf etwas so hartes und sandichtes geriet, daß es eine Scharte bekam." JENNER sah nach der baufälligen Decke in der Idee, es könne etwas Kalk herabgefallen sein. Statt dessen erblickte er aber die verkalkten Kranzarterien und kam auf den Gedanken, daß ein *Zusammenhang zwischen der Angina pectoris und der Coronarsklerose*

3

bestehen könnte. Diese Vermutung fand er bei einer weiteren Obduktion bestätigt. EDWARD JENNER hat seine Beobachtungen nicht veröffentlicht, weil zu dieser Zeit sein Lehrer und Freund JOHN HUNTER die deutlichsten Zeichen einer Angina pectoris bot. Auch bei dessen Obduktion (1793) wurden „verknöcherte" Kranzarterien gefunden.

JENNERs Beobachtungen sind erhalten geblieben, weil sich damals fünf englische Ärzte, unter ihnen JENNER und PARRY, 3mal im Jahre trafen, um sich über die Vervollkommnung der Arzneiwissenschaften zu unterhalten. In diesem kleinen Kreise war oft über das Herz gesprochen worden, und JENNER trug dabei seine Ansichten über die Entstehung der Angina pectoris vor. Nach HUNTERs Tod veröffentlichte PARRY 1799 die bis dahin bekanntgewordenen Fälle von Kranzarterienverknöcherungen und Angina pectoris. Aus diesen Ergebnissen folgerte PARRY, daß ein bedeutender Zusammenhang zwischen der Angina pectoris und der Rigidität und Verstopfung der Kranzarterien bestehen müsse. Auch FOTHERGILL (zit. nach WUNDERLICH) hatte schon 1774 darauf hingewiesen, daß man bei der Obduktion von Angina pectoris-Patienten das Herz genau untersuchen müsse, und auch er hatte auf Verknöcherungen in den Kranzarterien aufmerksam gemacht.

Die organische Hypothese zur Entstehung der Angina pectoris blieb nicht unangefochten. Dazu trugen auch weitere pathologisch-anatomische Beobachtungen bei. Es stellte sich nämlich heraus, daß die Coronarsklerose sehr häufig ist und daß keineswegs alle Patienten mit einer schweren Coronarsklerose an einer Angina pectoris gelitten hatten.

TIEDEMANN hatte 1843 über die Verengung und Schließung der Kranzarterien des Herzens berichtet, die seiner Ansicht nach ursprünglich „in einer hitzigen und chronischen Entzündung derselben begründet" sei. Auch er betonte, daß eine der häufigsten Ursachen der Angina pectoris die Coronarsklerose sei. Er wußte aber bereits, daß es auch Fälle von Angina pectoris ohne krankhafte Veränderungen der Kranzpulsadern gäbe, wenn sonstige organische Fehler des Herzens oder seiner Klappen „störend auf den Kreislauf des Blutes in den Ernährungsgefäßen des Herzens und auf seine Ernährung einwirken". Er meinte, daß von der Angina pectoris streng zu trennen sei die Neuralgie des Herzens, die in einem durch Nervenreizungen verursachten Krampf seiner Wandungen bestehe. Damals blühte die Neuroselehre, und man stritt sich, welche Teile des Nervensystems für die Symptome der Angina pectoris verantwortlich zu machen seien: Der Vagus oder Sympathicus, die Intercostalnerven, der Phrenicus, das Rückenmark oder der Plexus cardiacus (s. WUNDERLICH).

TIEDEMANN hatte klar erkannt, daß bei einer Verengung oder Verschließung der Kranzgefäße der Zufluß des arteriellen Blutes zum Herzen erschwert und daß dadurch seine Ernährung beeinträchtigt werde. Auch BURNS hatte schon 1809 auf die Durchblutungsnot hingewiesen und als erster vermutet, daß der Angina pectoris ein ischämischer Schmerz zugrunde liege, eine Auffassung, die später besonders durch

G. v. BERGMANN unterstrichen wurde, der die Angina pectoris mit dem intermittierenden Hinken verglich.

Nachdem der Zusammenhang zwischen Coronarsklerose und Angina pectoris erkannt worden war (JENNER, FOTHERGILL, PARRY, s. o.), dauerte es aber noch etwa ein Jahrhundert, bis auch die *Abhängigkeit der ischämischen Myokardläsionen* von den *Kranzarterienveränderungen* geklärt wurde. Schon lange vorher waren bei Obduktionen Narben im Myokard beobachtet worden. Sie finden sich bei MORGAGNI erwähnt und wurden wohl zuerst von dem Florentiner Anatomen BENIVIENI (1502) beschrieben. Diese Narben wurden aber als Entzündungsfolgen aufgefaßt, auch noch von RUDOLF VIRCHOW bei seiner Probevorlesung, die er 1847 vor der Berliner Medizinischen Fakultät anläßlich seiner Habilitation hielt: „Über parenchymtöse Entzündungen mit spezieller Anwendung auf die Muskelentzündung". Die von ihm dabei beschriebenen Veränderungen im Herzmuskel deuten wir heute als verschieden alte Stadien des Herzinfarktes, VIRCHOW hielt sie aber für die Folge einer rheumatischen Entzündung. Unsere heutige Auffassung von der ischämischen Entstehung der Infarkte wurde morphologisch erst 1880 von dem Leipziger Pathologen WEIGERT fest begründet, der erkannte, daß diese herdförmigen Myokardveränderungen Folgen von Kranzarterienverschlüssen und nicht von Entzündungen sind.

Klinisch wurde der *Herzinfarkt* erst später gegen die Angina pectoris abgegrenzt. Zu dieser langsamen Entwicklung dürfte beigetragen haben, daß beim Herzinfarkt deutliche Veränderungen der Herztöne und der perkutorisch erfaßbaren Herzgrenzen fehlen. Die Ärzte im 19. Jahrhundert richteten nämlich ihr Hauptaugenmerk auf die Klappenfehler des Herzens im Banne der Entdeckung der Perkussion und Auskultation durch AUENBRUGGER und LAENNEC.

v. ZIEMSSEN hatte 1891 auf dem Kongreß für innere Medizin bei einer Diskussionsbemerkung über eine später autoptisch bestätigte Beobachtung von Herzinfarkt nach Angina pectoris berichtet. Es sollte danach noch etwa 30 Jahre dauern, bis der Herzinfarkt in breiteren ärztlichen Kreisen bekanntzuwerden begann. Der wesentliche Anstoß dazu ging von der Entdeckung der EKG-Veränderungen beim Herzinfarkt aus (PARDEE, 1920). Die Untersuchungen von BÜCHNER u. Mitarb. (1935) führten dann zu einer exakten Zuordnung der EKG-Veränderungen zur autoptisch bestimmten Infarktlokalisation. Der Mannheimer praktische Arzt HANSER erkannte 1922 klar die diagnostische Bedeutung der Temperaturerhöhung beim Herzinfarkt, und heute steht dem behandelnden Arzt durch die Serumfermentbestimmung ein weiteres wichtiges Hilfsmittel zur Erkennung des Myokardinfarktes zur Verfügung (s. KARMEN u. Mitarb.).

Literatur

Beau u. Lancereaux: zit. nach v. Dusch.
Bellini, L.: Opuscula practica de Urina, Pulsa Sanguinis Missione et febribus... De morbis pectoris, Et primo Cordis. Intermissio pulsus. Francofurti & Lipsiae Sumpt Haered, Johann, Grossii, 1743, S. 516.
Benivieni: zit. nach H. Stein.
Bergmann, G. v.: Erstickung im Herzmuskel als Ursache der Angina pectoris. Dtsch. med. Wschr. 60, 1378—1382 (1934).
Blane, G.: zit. nach C. A. Wunderlich.
Büchner, F., A. Weber u. B. Haager: Koronarinfarkt und Koronarinsuffizienz in vergleichender elektrokardiographischer und morphologischer Untersuchung. Leipzig: Thieme 1935.
Burns, A.: Observations on some of the most frequent and important diseases of the heart. Edinburg 1809.
Diepgen, P.: Geschichte der Medizin, Bd. II/I, S. 31 ff. Berlin: de Gruyter 1951.
Dusch, Th. v.: Lehrbuch der Herzkrankheiten. Leipzig: Verlag Wilh. Engelmann 1868, S. 331.
Fothergill: zit. nach C. A. Wunderlich.
Hanser, A.: Über Fieberbeobachtungen bei Angina pectoris. Med. Klinik 18, 1402—1405 (1922).
Harvey, W.: zit. nach G. B. Morgagni.
Heberden: zit. nach Diepgen.
Jenner, E.: zit. nach Parry.
Karmen, A., F. Wróblewski, and J. S. La Due: Transaminase activity in human blood. J. clin. Invest. 34, 126—131 (1955).
Lancisi, J. M.: De motu cordis et aneurysmantibus opus posthumum in duas partes divisum. Romae 1728.
Morgagni, J. B.: De sedibus et causis morborum. Epistula XXVII. Venedig 1761.
Pardee, H. E. B.: An electrocardiographic sign of coronary artery obstruction. Ann. int. Med. 26, 244 (1920).
Parry: Über die Syncope anginosa. Breslau: 1801.
Schimert, G., W. Schimmler, H. Schwalb u. J. Eberl: Die Coronarerkrankungen. In: Handb. der Inn. Medizin, 4. Aufl., Bd. IX, 3. Teil, S. 653 ff. Berlin-Göttingen-Heidelberg: Springer 1960.
Stein, H.: Untersuchungen über die Myokarditis. München: 1861.
Thebesius: zit. nach Schimert et al.
Tiedemann, F.: Von der Verengerung und Schließung der Pulsadern in Krankheiten. Heidelberg-Leipzig: 1843.
Virchow, R.: Über parenchymatöse Entzündung. Virchows Arch. 4, 261—324 (1852).
Weigert, C.: Über die pathologischen Gerinnungsvorgänge. Virchows Arch. 79, 87—123 (1880).
White, P. D.: Coronary heart disease: then and now. J. Amer. med. Ass. 203, 798—799 (1968).
Wunderlich, C. A.: Handbuch der Pathologie und Therapie, III. Bd., S. 53. Stuttgart: 1846.
v. Ziemssen: Diskussion über Angina pectoris. Verh. dtsch. Kongr. inn. Med. 1891, S. 279.

II. Was verstehen wir unter einem Herzinfarkt?

W. Hort

Ein Herzinfarkt wird oft definiert als eine Nekrose im Myokard, die infolge eines Kranzarterienverschlusses, in der Regel durch eine obturierende Thrombose, entstanden ist.

Die Konstellation von Coronarverschluß und Nekrose wird beim Herzinfarkt zwar häufig, aber nicht immer angetroffen. Anstelle einer kompletten Kranzarterienverlegung kann auch nur eine Stenose bestehen. Eine vollständige Absperrung der Blutzufuhr ist also keine unbedingte Voraussetzung für eine Infarktentstehung. Entscheidend ist, daß die Blutzufuhr so stark gedrosselt wird, daß sie für den Struktur- und Erhaltungsstoffwechsel der Herzmuskelfasern nicht mehr ausreicht und deshalb zum irreversiblen Zellschaden, zur Nekrose, führt.

Diese Durchblutungsnot muß mindestens so lange bestehen, bis der betroffene Myokardbezirk nicht mehr wiederbelebt werden kann, d. h. bis irreversible Schäden an die Stelle noch reversibler Veränderungen getreten sind. Außerdem muß sie sich auf einen Teil des Myokards beschränken, denn eine Absperrung der gesamten Blutzufuhr führt zwar zum Tod, aber nicht zum Infarkt.

In die Infarktdefinition müssen sowohl die Einschränkung der Blutzufuhr als auch die Folgen im Myokard einbezogen werden. Der Verschluß oder die Einengung einer Kranzarterie genügen nicht, weil sie ohne Folgen im Myokard bleiben können, und genausowenig darf man eine Nekrose im Myokard mit einem Infarkt gleichsetzen. Meist entsteht sie zwar nach einer Ischämie, aber nicht immer. Nekrosen im Herzmuskel lassen sich z. B. unter bestimmten Versuchsbedingungen durch Zufuhr von Elektrolyten und Steroiden erzeugen (SELYE).

Die Infarktdefinition sollte nicht auf die frische Nekrose beschränkt bleiben, sondern auch die älteren Stadien mit einschließen, bei denen die Nekrose durch ein Granulationsgewebe oder eine Narbe ersetzt wird.

Schließlich muß ein Infarkt eine bestimmte Größe haben. Eine Einzelfasernekrose wird nicht als Infarkt bezeichnet. Kleine Ausfallsherde nennt man Mikroinfarkte. Oft sind sie etwa reiskorn- bis bohnengroß. Das klinische Vollbild eines Herzinfarktes wird in der Regel durch eine fünfmarkstück- bis handtellergroße Nekrose hervorgerufen.

Nach diesen Überlegungen wollen wir den Herzinfarkt definieren als eine *größere Nekrose oder deren Folgezustand im Myokard, hervor-*

gerufen durch eine längerdauernde Durchblutungsnot (Ischämie) eines umschriebenen Herzmuskelabschnittes.

Literatur

SELYE, H., u. G. GABBIANI: Fragen der Elektrolyte, des Stress und der Herznekrose. In: Lehrbuch der speziellen pathologischen Anatomie. Erg.-Band I, 1. Hälfte, S. 1—57. Berlin: De Gruyter-Verlag 1967.

III. Coronararterien beim Herzinfarkt

D. SINAPIUS

1. Normale Anatomie der Coronararterien

Das Herz wird gewöhnlich durch zwei aus dem Sinus Valsalvae der aufsteigenden Aorta direkt entspringende Arterien, eine linke und eine rechte, mit Blut versorgt. Da sich die linke bereits 1—2 cm nach ihrem Abgang in zwei größere Äste teilt, werden im allgemeinen *drei* Hauptäste unterschieden: der in der vorderen Längsfurche liegende linke absteigende, der in der Vorhofkammerfurche verlaufende kürzere linke umschlingende und der der rechten Vorhofkammerfurche folgende rechte Ast, der als ungeteilter Stamm bis zur Kammerhinterwand verläuft. Zahl, Ursprung und Verlauf der Äste können von diesem Muster abweichen. Häufig (bei 30%) gehen zwei der rechten Kranzschlagader entsprechende Äste dicht nebeneinander von der Aorta ab; seltener ist der getrennte Ursprung beider Äste der linken Coronararterie. Für den Herzinfarkt haben diese Abweichungen keine wesentliche Bedeutung.

Dagegen können Varianten des Kalibers, der Länge und (damit verbunden) der Versorgungsbereiche der Hauptäste die Ausdehnung und Lokalisation von Herzinfarkten beeinflussen. Die wichtigsten Varianten werden etwas vereinfachend als *Versorgungstypen* bezeichnet. Beim statistisch häufigsten *Normalversorgungstyp* (etwa 70%) versorgt der linke absteigende Ast die Vorderwand und einen Teil der Seitenwand der linken Herzkammer, die vorderen Zweidrittel der Kammerscheidewand und einen schmalen Streifen der Vorderwand der rechten Kammer unmittelbar neben dem Septum, der linke umschlingende Ast Teile der Seiten- und Hinterwand der linken Kammer und der rechte Ast den größten Teil der rechten Kammer, den basisnahen größeren Anteil der Hinterwand der linken Kammer und das hintere Drittel der Kammerscheidewand. Der Sinusknoten gehört bei 70% zum Versorgungsbereich des rechten Astes, während das Hissche Bündel fast immer von der linken Kranzarterie versorgt wird. Abweichungen von diesem Typus betreffen vor allem die Versorgung der Hinterwand der linken Kammer. Beim *Linksversorgungstyp* (23% nach SCHOENMACKERS) versorgt ein besonders kräftiger und langer linker umschlingender Ast den größten Teil der Hinterwand der linken Kammer und manchmal auch das hintere Septumdrittel, die entsprechend zarte und kurze rechte Coronararterie nur Vorder- und Seitenwand der rechten Kammer und des rechten Vorhofs. Umgekehrt verhält es sich beim selteneren *Rechtsversorgungstyp* (9%/o nach SCHOENMACKERS): hier versorgt der starke und lange rechte Hauptast die ganze linke Kammerhinterwand und einen Teil der Seitenwand.

Die in Deutschland übliche Dreiteilung der Versorgungstypen entspricht nicht ganz der Vielfalt der Varianten. CAMPBELL unterscheidet je nach der Versorgung der Kammerhinterwand 5 Typen, unter denen der Normaltyp nur 54%/o ausmacht, während bei 28%/o ein starker linker umschlingender Ast entsprechend dem Linksversorgungstyp die linke Kammerhinterwand vollständig versorgt.

An den Coronararterien werden extra- und intramurale Abschnitte unterschieden. Die extramuralen Hauptstämme und ihre größeren Äste sind locker in das subepikardiale Fettgewebe eingebettet und dort begrenzt verschieblich. Dagegen sind die intramuralen Abschnitte und Verzweigungen vom Myokard umschlossen und werden durch Spannung und Bewegung der Muskulatur beeinflußt. Aus den Hauptstämmen zweigen die intramuralen Äste in einem Winkel von etwa 90° ab.

Das Fassungsvermögen der Coronararterien beträgt je nach dem bei der Bestimmung angewandten Druck 1,8—3,5 cm^3/100 g Myokard und ist damit etwa doppelt so groß wie das von anderen Körperarterien. Nach ihrem histologischen Typus zählen die Coronararterien zu den kleinen muskulären Arterien, deren Hauptstrukturelemente eine kräftige innere elastische Membran, eine mittlere Schicht (Media) aus zirkulär angeordneter glatter Muskulatur und eine lockere Adventitia aus elastischen und kollagenen Fasern bilden. Mit dem Lebensalter nehmen die Arterien an Masse und normalerweise auch an Weite zu. Das eigentliche Wachstum ist mit dem allgemeinen Körperwachstum abgeschlossen (HIERONYMI). Danach nimmt die mittlere Wandstärke durch Verdickung der Innenhaut und Einlagerung von Grundsubstanz in die Media bis zum 70. Lebensjahr noch um 50%/o zu. Die Relation zwischen der mittleren Gefäßwanddicke und dem inneren Radius bleibt aber annähernd konstant (HIERONYMI). Coronararterien unterscheiden sich histologisch von anderen Organarterien durch eine besonders früh, wahrscheinlich schon in utero einsetzende Intimaverdickung. Mit einer Unterbrechung und Aufsplitterung der inneren elastischen Lamelle wandern glatte Muskelzellen der Media in die Intima ein und bilden eine innere Längsmuskelschicht. Lichtungswärts folgt eine Schicht mit reichlich elastischen Fasern (elastisch-hyperplastische Schicht). Zwischen dem 30. und dem 40. Lebensjahr kommt als dritte eine oberflächliche Schicht aus kollagenen Fasern und Bindegewebszellen hinzu. Die Intimadicke nimmt von der Geburt bis zum 30. Lebensjahr um das $2^1/_2$-fache und bis zum 70. Lebensjahr um das 4-fache zu, während die Media um das 30. Lebensjahr die größte Dicke erreicht und dann bis zum 70. Lebensjahr wieder um etwa ein Drittel dünner wird. Nach dem 40. Lebensjahr ist die Intima meist dicker als die Media.

2. Coronarsklerose

A. Definition und Kennzeichen

Das Wort *Coronarsklerose* ist eine Verkürzung von *Coronararteriensklerose* und bedeutet wörtlich Coronararterienverhärtung. Dadurch wird nur eine Veränderung der Schlagaderwand gekennzeichnet, die sich im höheren Lebensalter nahezu regelmäßig einstellt und die Funktion des Gefäßes, Blutleitung und Blutverteilung, nicht wesentlich beeinträchtigt. Die Gefäßwand kann bei normaler, enger und weiter Lichtung verhärtet sein. Starre, dabei aber weite Coronararterien sind funktionstüchtig. Für die Entstehung von Herzinfarkten sind in erster Linie Lichtungseinengungen durch Intimaverdickungen wichtig, und

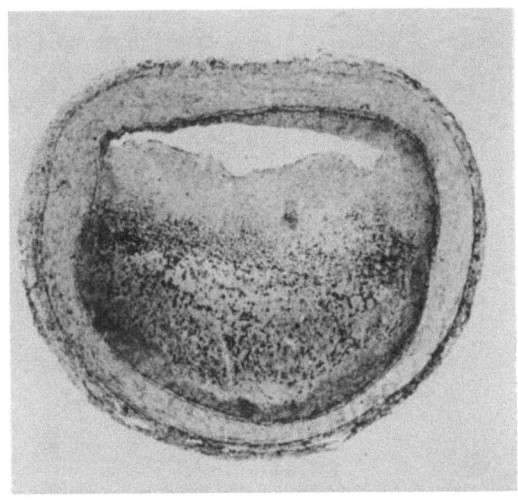

Abb. 2. Einengende Coronarsklerose. Exzentrisch gelegener atherosklerotischer Herd mit großem Atherom in der Tiefe und dünner bindegewebiger Deckplatte. — Sudan III. 15fach

zwar auch dann, wenn die Gefäßwand im ganzen nicht wesentlich verhärtet ist. Unser Interesse richtet sich daher auf herdförmige Veränderungen, die aus weichen, fettreichen (atheromatösen) und derben (bindegewebigen, sklerotischen) Anteilen bestehen und früher sinngemäß als *Atherosklerose* bezeichnet wurden. Im angloamerikanischen Sprachgebrauch heißt es dementsprechend „coronary atherosclerosis". In diesem Sinne soll nachfolgend von Coronarsklerose die Rede sein (eigentlich: Coronar-Atherosklerose).

Die *Coronarsklerose* entwickelt sich nur in den extramuralen Ästen. Die Herde beschränken sich oft auf einen Teil des Gefäßumfangs, der mit dem Grad der Stenose größer wird. Sie liegen dann exzentrisch und lassen einen Teil der Intima unverändert. Seltener bilden sie einen geschlossenen Ring um eine zentrale eingeengte Lichtung (konzentrische Lage). Sie buckeln sich im Frühstadium in die Lichtung, später auch nach außen vor. Die Form der Herde und ihre Beziehung zur Restlichtung wird erst am Querschnitt sichtbar. Daher genügt es zur Beurteilung nicht, die Arterie in der Längsrichtung aufzuschneiden. Farbe und Konsistenz der Herde richten sich nach der Lokalisation und dem Anteil der gelben, weichen (atheromatösen) und der weißen, derben (sklerotischen) Schichten. In vielen „Plaques" (diese Bezeichnung ist im angloamerikanischen Schrifttum gebräuchlich) wird ein tiefer, an die Media grenzender atheromatöser Herd von einer bindegewebigen Platte nach der Lichtung abgedeckt („Deckplatte") (Abb. 2). Manche Herde bestehen bis auf eine sehr dünne Deckplatte fast ausschließlich aus breiig-weichen atheromatösen Massen, andere nur aus derbem und oft zellarmem (hyalinem) Bindegewebe. Verkalkungsherde liegen stets in der verdickten Intima und gehen in der Regel aus atheromatösen Herden hervor. In späten Stadien der Entwicklung sind die Herde außerordentlich vielgestaltig (Abb. 3).

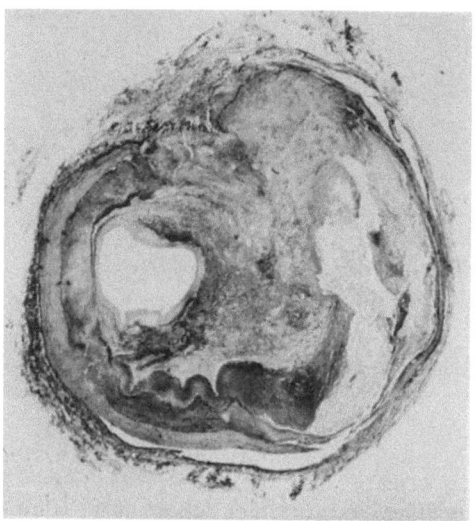

Abb. 3. Spätstadium einer hochgradig einengenden Coronarsklerose. Ausbuchtung der Wand nach außen. Reste alter Atherome in der Tiefe (helle Bezirke rechts). Elastica-van Gieson. 12fach

Die Coronarsklerose befällt zuerst und am stärksten den linken absteigenden Ast, dann die rechte Kranzarterie und schließlich den linken umschlingenden Ast und bevorzugt in jedem dieser Äste bestimmte Abschnitte: im linken absteigenden Ast 2 cm, im rechten Hauptast 2—3 cm und 8—10 cm und im linken umschlingenden Ast 2—3 cm vom Ostium entfernt (MONTENEGRO u. EGGEN). Der Prozeß beginnt zunächst stets herdförmig. Mit zunehmendem Schweregrad fließen später die Herde zusammen, bis geschlossene, mehrere Zentimeter lange Abschnitte in enge starre Röhren umgewandelt sind („Makkaroni-Arterien").

Gesamtausdehnung und Verteilung der Herde werden auch durch die *Blutdruckhöhe* beeinflußt. Bei normalen Blutdruckwerten bleibt die Coronarsklerose oft auf die oben erwähnten Prädilektionsstellen beschränkt. Bei Hypertonie dehnen sich die Herde bis in die feineren Verzweigungen der extramuralen Äste aus (BÄURLE), ohne ihren histologischen Charakter zu ändern (sog. hypertonischer Typ der Coronarsklerose).

Auch die *Coronarostien* können bei Coronarsklerose eingeengt sein, wobei sich darüber streiten läßt, ob diese Veränderungen der Coronaroder der Aorten-Atherosklerose zuzurechnen sind. Nach Erfahrungen bei der postmortalen Angiographie mit Kathetern verschiedenen Kalibers wird bevorzugt das rechte Ostium befallen und ist manchmal bis auf 1 mm Durchmesser gegenüber 3—5 mm normaler Weite eingeengt (FULTON). Im Unterschied zur Mesaortitis luica ist die „gewöhnliche" Ostiumstenose regelmäßig mit einer einengenden Coronarsklerose verbunden.

B. Formale Entstehung der Coronarsklerose

Versuchen wir zunächst, den zeitlichen Ablauf der Gewebsveränderungen und ihre wechselseitigen Beziehungen aus histologischen Sektionsbefunden und aus experimentellen Beobachtungen zu rekonstruieren. Der histologische Schnitt vermittelt nur ein Momentbild eines chronischen Geschehens, und im Tierexperiment lassen sich die vielgestaltigen stenosierenden Herde der menschlichen Coronarsklerose nicht erzeugen. Unsere Vorstellungen über den zeitlichen Ablauf des Geschehens bis zur Stenose sind daher sehr lückenhaft und nicht frei von Widersprüchen.

Von besonderem Interesse sind:

die Zeitspanne bis zur Stenose,
der Rhythmus des Geschehens
(schubweise, wellenförmig, kontinuierlich?),
die Frühveränderungen,
die Sekundärveränderungen,
die Rückbildung von Herdteilen.

Die Zeitspanne vom Frühstadium der Herdbildung bis zur hochgradigen Stenose ist nicht nur von theoretischem Interesse, sondern auch von praktischer Bedeutung. Ein Gutachter z. B., der dazu Stellung nehmen soll, ob eine Coronarsklerose als tödliches Grundleiden eines 60jähr. Mannes durch Kriegsschäden 2 Jahrzehnte vor dem Tode beeinflußt worden ist, muß sich mit diesem Problem auseinandersetzen. Leider erlaubt der histologische Befund vieler stenosierender Plaques keine hinreichend genaue Altersbestimmung. Meist bleibt es bei der vagen

Feststellung, sie seien mindestens sechs, wahrscheinlich zwölf und mehr Monate, vielleicht aber auch mehrere Jahre alt. Zellschwund, Hyalinisierung und Herdverkalkung sprechen für ein Alter von mehr als 10 Jahren. Die verbreitete Auffassung, der stenosierende Herd entwickle sich grundsätzlich nur in vielen Jahren oder gar Jahrzehnten, ist unbegründet. Es gibt indirekte Anhaltspunkte dafür, daß ein Jahr oder wenige Jahre genügen können. Frauen, die vor der Menopause nur selten eine Coronarsklerosee haben, können in wenigen Jahren der

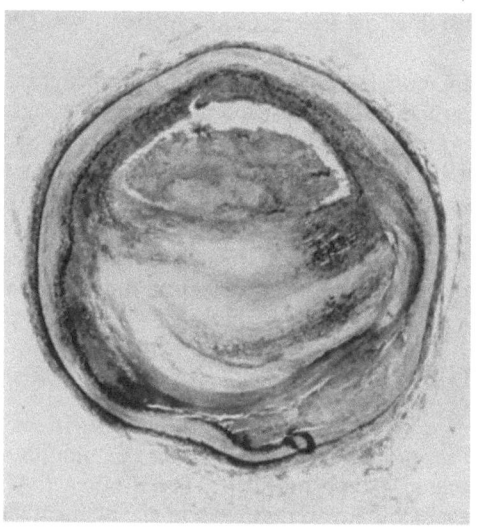

Abb. 4. Einengende Coronarsklerose mit frischer subtotal verschließender Thrombose. Geschichteter atherosklerotischer Herd: Verfettungsherde (helle Streifen), bindegewebige Schichten (dunkle Streifen). Elastica-van Gieson. 15fach

Menopause an schwerer stenosierender Coronarsklerose mit ihren Folgen erkranken. Bei jüngeren Heimkehrern, die nach chronischer Mangelernährung erfahrungsgemäß keine wesentliche Atherosklerose haben, sind wenige Monate nach der Entlassung und „Wiederauffütterung" Zeichen der Coronarkrankheit aufgetreten (SCHETTLER u. HILD). Genauere Angaben über die durchschnittliche Zeitspanne bis zur Stenose könnten sich künftig aus Beobachtungen der intravitalen Coronar-Angiographie ergeben. Das Gewebsbild weist oft auf eine in Schüben verlaufende Herdvergrößerung hin. Aus dem unterschiedlichen Zellgehalt und der scharfen Begrenzung läßt sich z. B. schließen, daß es sich um Schichten verschiedenen Alters handelt (Abb. 4). Man wird an Jahresringe oder Gesteinsschichten erinnert und kann mit einiger Sicherheit folgern, daß die Zahl der Schichten der Zahl von Schüben eines rezidivierenden Geschehens entspricht. Je größer die Zahl der Schichten, desto höher wird das Alter des ganzen Herdes zu schätzen sein.

„*Frühveränderung*" kann sich auf jeden frischen Schub des rezidivierenden Geschehens oder nur auf den ersten Schub am Beginn der Herdbildung beziehen. „Frühveränderung" wird in der wissenschaftlichen Literatur auch nicht immer ganz wörtlich genommen. Im amerikanischen Schrifttum werden z. B. flache Lipoidflecke der Intima als Frühveränderung („early lesions") bezeichnet, für die ein vorausgehendes, also noch früheres Stadium postuliert werden muß.

Um die Orientierung zu erleichtern, gehen wir von folgender Überlegung aus: der stenosierende Herd ist das Ergebnis einer schubweise verlaufenden Massenzunahme durch Stoffansammlung. Im frischen Schub werden der Intima Stoffe aus dem Blutstrom der Lichtung zugeführt. Daran schließt sich jeweils ein „Ruhestadium" (Intervall) an, in dem sich der Herd wohl fortlaufend sekundär verändert, aber zunächst nicht weiter vergrößert. Woraus besteht das Material des frischen Schubes und woran ist es zu erkennen?

Die Stoffzufuhr kann von der Lichtung her durch das intakte oder jedenfalls nicht grob lädierte Endothel (Infiltration, Insudation), durch Endothel- und Intimarisse (Einpressung) oder durch primäre Auflagerung (parietale Thrombose, Adsorption) erfolgen. Wandständige Thromben werden von den Seiten her rasch durch ein neues Endothel überkleidet und damit in die Intima einbezogen (inkorporiert). Durch Infiltration zellfreier Blutflüssigkeit entstehen Ödeme, bei Bluteinpressung oder capillären Blutungen Wandhämatome.

Über den geweblichen Charakter der frühesten Stadien („erster Schub") ist am wenigsten bekannt. Sie werden oft im Kindes- oder Jugendalter gesucht. Viele Arterioskleroseforscher aus den USA betrachten die erwähnten Lipoidflecke des Jugendalters als Frühstadium stenosierender Herde, weil beide an den gleichen Prädilektionsstellen lokalisiert sind. Dieser Schluß ist aber nicht zwingend, weil sich frühe Herde wieder zurückbilden können und ein lückenloser Übergang zwischen Lipoidflecken und stenosierenden Herden nicht nachgewiesen ist. Ähnlich verhält es sich mit anderen flachen Herden des Jugendalters, die als sog. Frühstadien diskutiert werden. OSBORN glaubt, das Schicksal des potentiellen Coronarkranken entscheide sich schon bis etwa zum 20. Lebensjahr, weil sich bis dahin oft erste Anfänge herdförmiger Intimaverdickung bemerkbar machen, und es sei definitiv besiegelt, wenn eine Gefäßbildung in der tiefen Intima eingesetzt habe. Diese Vorstellung ist ebenso unbegründet wie beängstigend und würde (wenn sie zuträfe) spätere präventive Maßnahmen zur Vermeidung der Risikofaktoren weitgehend illusorisch machen.

Es ist nicht ausgeschlossen, aber auch nicht bewiesen, daß der erste Schub aus einem *wandständigen Thrombus* bestehen kann, der anschließend inkorporiert und organisiert wird. Die meisten Arterioskleroseforscher stehen diesem Gedanken allerdings ablehnend gegenüber. Auf Mikrothromben bei jungen Menschen mit geringer Coronarsklerose hat neuerdings KRAULAND aufmerksam gemacht.

Über die späteren Schübe wissen wir etwas mehr. Die Schichtdicke der Herde nimmt oft durch *rezidivierende wandständige Thromben* erheblich zu. Englische Autoren vertreten auf Grund sorgfältiger Analyse zahlreicher Herde die Auffassung, keine stenosierende Coronarsklerose entstehe ohne Mitwirkung rezidivierender Parietalthromben (DUGUID, MORGAN, FULTON). Diese These gewinnt auch in anderen Ländern an Boden. Doch herrscht in Deutschland noch immer die Meinung vor, die parietale Thrombose sei eine „Spätkomplikation" der Coronarsklerose. Zu dieser umstrittenen Frage sind weitere Ergebnisse abzuwarten. Es liegt auf der Hand, daß sich daraus wichtige Konsequenzen auch für die ätiologische Betrachtung ergeben werden.

Als „Spätkomplikation" gilt auch die *Intimablutung* (WINTERNITZ u. Mitarb., PATERSON). Sie tritt meist erst in fortgeschrittenen Stadien auf, kann aber dann als frischer Schub zu einer erheblichen Herdverdickung und damit zu einer Verstärkung der Stenose beitragen. Blutungen werden teils auf eine Durchlässigkeitserhöhung capillärer Gefäße zurückgeführt, die sich von der Lichtung her in die Intima einsenken (PATERSON), teils auf Intimarisse mit Einpressung von Blut (dissezierendes Wandhämatom (FULTON, SINAPIUS)), seltener auf Gefäße, die aus der Adventitia eingewachsen sind (OSBORN).

Es ist noch umstritten, ob und in welchem Umfang die Infiltration zellfreier Blutflüssigkeit (Ödem) frische Schübe der Coronarsklerose beherrscht. Das in der Aorta sicher nachgewiesene Ödem (HOLLE) kommt in der gleichen Form in den Coronararterien offenbar nicht vor. Doch sind auch subtilere Formen des Intimaödems denkbar, die sich dem eindeutigen lichtmikroskopischen Nachweis entziehen und nur in einer Grundsubstanzvermehrung zum Ausdruck kommen. Die im deutschen Schrifttum häufig diskutierte akute „Intimaschwellung" als Begleiterscheinung eines Ödems (BÜCHNER, BREDT, HAUSS) ist morphologisch nicht eindeutig gekennzeichnet und vorerst hypothetisch.

Die Herkunft der im Herd enthaltenen Fette ist umstritten. Im Experiment haben sich Intimazellen als fähig erwiesen, Fette zu synthetisieren. Die meisten Autoren stimmen aber vor allem wegen der im Herd oft erheblichen Fettmengen darin überein, daß die Lipide aus dem Blut stammen müssen. Im Fütterungsexperiment lassen sich beim Kaninchen und anderen Versuchstieren durch eine cholesterinreiche Ernährung Läsionen erzeugen, die eine große Ähnlichkeit mit den frühen Lipoidflecken jüngerer Menschen, in fortgeschrittenen Stadien auch mit flachen atherosklerotischen Beeten haben.

Lipide gelangen (immunhistochemisch nachweisbar) als Lipoproteide in die Plaques — unklar, auf welchem Wege. Die meisten Autoren neigen zu der Annahme, daß sie trotz ihrer Molekülgröße das intakte Endothel passieren oder in kleinen flüssigkeitsgefüllten Bläschen durchgeschleust werden können („Pinocytose"). Fette werden auch an Makro- oder Mikrothromben adsorbiert und mit diesen von Endothel überzogen (inkorporiert) oder zunächst durch Endothelien phagocytiert (SINAPIUS).

Fettinfiltration und *Fettinkorporation* sind zwei konkurrierende Mechanismen der Fettzufuhr, über deren Bedeutung noch nicht entschieden ist.

Vielfältig sind die Sekundärveränderungen im Intervall zwischen zwei Schüben. Parietale Thromben werden je nach ihrer Dicke in wenigen Wochen vollständig bindegewebig organisiert. Lichtungsnahe Fette gelangen mit dem Saftstrom in die Tiefe und sammeln sich bevorzugt an der inneren elastischen Membran. Extracelluläre Fette können sekundär resorbiert und cellulär verarbeitet werden; sie werden dadurch vollständig aus dem Herd entfernt.

Im Innern der Herde bilden sich oft größere fettige Zerfallsherde aus nekrotischem Material, das Cholesterinkristalle, große Fetttropfen und fein verteilte Fettmassen, eingebettet in eine proteinreiche Matrix, einschließt. Die formale Entstehung solcher „*Atherome*" ist ganz unklar. In Deutschland herrscht die Meinung vor, sie seien das Ergebnis von Quellungsvorgängen der tiefen Schichten durch Aufnahme infiltrierter Ödemflüssigkeit („Quellungsnekrosen" nach HOLLE). Diese Deutung läßt sich anfechten, weil bei Atheromen der Coronarsklerose keine Ödemstreifen als Transportweg zwischen der Lichtung und dem angeblichen Quellungsherd nachzuweisen sind. Auch ist die Quellfähigkeit der tiefen Schichten noch nicht geprüft. Andere Autoren meinen, das Atherom gehe aus Nekrosen ernährungsgestörter, durch Sauerstoff schlecht versorgter Bindegewebesschichten hervor („innere Erstickung", Sauerstoffmangeltheorie der Atherom-Entstehung). Ihnen läßt sich entgegenhalten, daß die Entfernung vom ernährenden Blutstrom bei Atheromen keine wesentliche Rolle spielt. Manche dicken Plaques bestehen ganz aus Bindegewebe und neigen auch in ihren tiefsten Schichten nicht zur Atherombildung; andere flache Herde enthalten dagegen große Atheromanteile, die nur durch eine dünne Bindegewebsschicht nach der Lichtung abgedeckt sind. WINTERNITZ führt Atherome auf verfettete Wandhämatome zurück und verweist auf ähnliche Vorgänge in regressiv veränderten Strumen. Aber Atherome treten auch in Plaques auf, die weder Capillaren, noch Bluteinbrüche aus der Lichtung, noch Hämatomreste enthalten. Wir haben die Problematik des Atheroms etwas breiter skizziert, weil sich die meisten verschließenden Thromben bei Herzinfarkten im Bereich großer Atherome entwickeln.

Atherome können von den Rändern her im ganzen bindegewebig resorbiert und organisiert werden. Der Herd gelangt erst vollständig zur Ruhe, wenn sklerotische Schichten hyalinisiert, fettige Nekrosen organisiert oder verkalkt sind und keine frischen Schübe hinzukommen. Die Sekundärveränderungen im Herd schließen auch Vorgänge ein, die zu einer Abflachung und damit zu einer begrenzten Rückbildung bestehender Stenosen führen können. Eine Herdverkleinerung ist z. B. mit der Resorption und Organisation fettiger Nekrosen und mit der Hyalinisierung durch Zellschwund und Wasserverlust aus dem Herd verbunden. Doch ist nichts über den dabei erreichten Grad der Herdabflachung bekannt.

Bei dem Formenreichtum der Coronarsklerose ist es problematisch, besondere Typen voneinander abgrenzen zu wollen. Bei der atheromatösen Form überwiegen fettige Nekrosen, die nach der Lichtung hin durch eine relativ dünne Bindegewebsschicht abgedeckt werden (daher „Deckplatte"). Sklerotische Herde bestehen nur aus Bindegewebe und gehen meist aus rezidivierenden Parietalthromben hervor. SCHOENMACKERS unterscheidet je nach dem Rückflußvolumen einer postmortal injizierten viscösen Flüssigkeitsmenge einen elastischen und einen unelastischen Typus der Coronarsklerose. Er trägt damit der Tatsache Rechnung, daß der stenosierende Herd auch ohne wesentliche Elastizitätsminderung und Verhärtung auftreten kann und daß die Elastizität mit fortschreitendem Alter parallel mit der Progredienz der stenosierenden Coronarsklerose abnimmt.

C. Kausale Entstehung der Coronarsklerose

Dem vielfältigen und komplizierten Geschehen im zeitlichen Ablauf der Coronarsklerose bis zur Stenose sind zahlreiche ursächliche Faktoren zugeordnet, die entweder Ursachenketten (in zeitlicher Folge) oder parallel und gleichzeitig wirkende Ursachenkomplexe bilden. Einige von ihnen liegen in der Struktur begründet (prädisponierende Faktoren, z. B. Gefäßkrümmung), andere wirken von außen her (exogene Faktoren, z. B. Nicotin), eine dritte Gruppe ergibt sich aus anlagebedingten Leiden (endogene Faktoren, z. B. Diabetes mellitus), eine vierte Gruppe mag an der Auslösung einzelner Schübe beteiligt sein (z. B. Intimarisse durch psychogen bedingten plötzlichen Blutdruckanstieg). Aus manchen Ursachenketten sind nur einzelne Glieder bekannt. Der Wirkungsmechanismus vieler statistisch gesicherter Ursachen und Risikofaktoren (s. Abschnitt Epidemiologie) an der Gefäßwand ist noch ungeklärt.

Damit sollen die Schwierigkeiten nur angedeutet sein, die einer übersichtlichen Darstellung der kausalen Genese entgegenstehen. Neben dem Tierexperiment und der Epidemiologie (s. dort) liefern auch Beobachtungen an autoptischem Material Anhaltspunkte für ursächliche Faktoren. Nur von diesen soll nachfolgend die Rede sein. Wir greifen dabei (zugegeben — etwas subjektiv) Teilausschnitte des zeitlichen Ablaufs heraus, die für die Progredienz des Gefäßleidens besonders wichtig sind, vor allem die parietale Thrombose und die Verfettung. Da im einzelnen Schub der Coronarsklerose Blutbestandteile der Intima zugeführt werden, könnten Veränderungen der Wand, der Blutströmung und der Blutzusammensetzung (im weitesten Sinne) an der Auslösung beteiligt sein.

Die mit jeder Systole wechselnde starke Druckbelastung der Arterienwand ist eine wichtige Voraussetzung (prädisponierender Faktor) für die Entstehung der Atherosklerose in allen Gefäßprovinzen und so auch in den Coronararterien. Gefäße, die normalerweise unter wesentlich geringerem Druck stehen (wie z. B. die Pulmonalarterien) werden in der Regel nur bei pathologischer Drucksteigerung (pulmonaler Hochdruck) von Atherosklerose befallen. Unter den Arterien des großen Kreislaufs werden die Coronararterien besonders stark und in besonderer Weise mechanisch beansprucht. In keinem anderen Gefäßabschnitt wechselt die Strömungsgeschwindigkeit so stark wie in diesem. Durch Interferenz einer nach dem frühsystolischen Durchflußstop von peripher nach zentral laufenden Druckwelle und des systolischen Druckpulses kann eine besonders hohe Druckamplitude auftreten. Schubspannungen und Zerrungen sind die Folge (A. MÜLLER). Diese verstärkte physiologische Beanspruchung der Coronararterienwand kommt schon in der normalerweise besonders früh und kräftig ausgebildeten vielfach die Media an Stärke übertreffenden Intima zum Ausdruck. Als direkte Vorstufe einer späteren stenosierenden Coronarsklerose darf diese Intimaverdickung freilich nicht angesehen werden. Der gekrümmte Verlauf der großen extramuralen Äste scheint sich unmittelbar auf die Entwicklung atherosklerotischer Plaques auszuwirken. Das Blut fließt in dem gekrümmt verlaufenden Gefäß an der Außenseite schneller als an der Innenseite, die unter einem stärkeren hydrostatischen Druck steht. Die dadurch bedingten Sekundärströmungen könnten Abscheidungen begünstigen. Exakte Beobachtungen über entsprechend lokalisierte frische Parietalthromben stehen noch aus. Herde, die aus Abscheidungen entstanden sein könnten, treten aber bevorzugt an diesen Wandabschnitten auf. Sekundärströmungen könnten auch bei der Neigung des einzelnen Herdes zur fortschreitenden Vergrößerung in Schüben eine Rolle spielen. Parietale Thromben als frischer Schub bilden sich oft wiederholt über dem gleichen Herd und rufen auf diese Weise schließlich die exzentrische geschichtete Stenose hervor. Doch ist es fraglich, ob hämodynamische Faktoren zur Auslösung parietaler Thromben bei Coronarsklerose genügen. Nach traditioneller Lehrmeinung entstehen wandständige Arterienthromben in der Regel über Läsionen des Endothels und der lichtungsnahen Intimaschichten, die Gewebsthrombokinase freisetzen und Thrombocyten zum Haften bringen. Die in den Coronararterien verstärkten Schubspannungen wären eine geeignete Voraussetzung für vermehrte Endothelläsionen. Unter größeren Parietalthromben der Coronarsklerose sind gar nicht selten Intimarisse zu sehen, bevorzugt am seitlichen Rand zweier Schichten (die man in dieser Hinsicht als „Achillesferse" der Plaques ansehen kann). Dagegen scheinen sich kleinere Abscheidungsthromben („Inkrustationen") lichtmikroskopisch auch auf intaktem Endothel zu bilden. Aber durch das Lichtmikroskop sind feinste Läsionen (etwa an 1 oder 2 Endothelzellen) nicht festzustellen. Das Elektronenmikroskop wäre hierfür zwar geeignet, erfaßt aber nur sehr kleine Ausschnitte und fordert frisches optimal erhaltenes Material, das bei Obduktionen selten zu gewinnen ist. Daher ist noch nicht entschieden, ob Parietalthromben als frischer Schub der Coronarsklerose auch ohne Endothel- bzw. Intimaläsionen entstehen können.

Neben *Endothelschäden* und *Strömungsanomalien* wird als dritter Kausalfaktor der Parietalthrombose bei Atherosklerose auch eine *erhöhte Gerinnungsneigung* des Blutes diskutiert, die sich nicht nur bei der Auslösung des Schubes, sondern auch bei der Flächenausdehnung und Schichtdicke der Abscheidung auswirken könnte. Dieser Blutfaktor verdient besondere Beachtung, weil er an eine wirkungsvolle Prophylaxe etwa durch Anticoagulantiendauerbehandlung denken läßt. Die Gerinnungsneigung steht unter dem Einfluß anderer Blutfaktoren, so vor allem auch des Blutfettgehaltes, der seinerseits u. a. von der Ernährung abhängt. Hier zeichnet sich eine Ursachenkette ab, die leider noch nicht vollständig ist. Wir wissen zwar viel über die Beziehungen zwischen Blutfetten und Gerinnungsneigung, aber sehr wenig über den morphologisch faßbaren Einfluß erhöhter Gerinnungsneigung auf rezidivierende flache Abscheidungen. In der Gerinnungsforschung herrscht die Meinung vor, die Hypercoagulabilität genüge nicht zur Auslösung einer arteriellen Parietalthrombose. Aber sie könnte über die Ausdehnung und Schichtdicke parietaler Thromben entscheiden, nachdem sich an irgendeiner Stelle über kleinen Endotheldefekten erste Thrombocytenabscheidungen gebildet haben. So ließen sich z. B. Parietalthromben erklären, die sich über einen großen Teil eines Coronararterienhauptastes ausdehnen, und Fälle mit zahlreichen kleinen Abscheidungen in mehreren Coronararterienästen (eigene Beobachtungen). Leider sind bei solchen Fällen die Gerinnungsverhältnisse bisher nicht überprüft worden.

Die ursächliche Betrachtung parietaler Thromben als frischer Schub der Coronarsklerose zeigt, wie kompliziert die Zusammenhänge sind. Eine einseitige Betonung der Gefäß-, hämodynamischen oder der Blutfaktoren wird den Verhältnissen nicht gerecht. Diese Feststellung gilt auch für die *Verfettung* in Herden der Coronarsklerose. Nichts liegt näher, als diese wichtige Teilveränderung auf ein erhöhtes Angebot aus dem Blut (Hyperlipidämie), also auf einen reinen Blutfaktor zurückzuführen. Da es im Fütterungsexperiment beim Kaninchen tatsächlich gelingt, durch Hypercholesterinämie Veränderungen zu erzeugen, die der Atherosklerose ähnlich sind, beherrscht dieser Gedanke seit 60 Jahren einen großen Teil der Atherosklerose-Forschung.

Die Ergebnisse der Tier-Experimente lassen sich aber nicht auf die menschliche Coronarsklerose übertragen. Aus der örtlichen Massierung von Cholesterinestern in der Gefäßwand darf ebensowenig auf eine Hypercholesterinämie geschlossen werden, wie aus der dystrophischen Verkalkung auf eine Hypercalciämie. Beim Menschen können sich auch ohne Hypercholesterinämie erhebliche Mengen von Cholesterinestern örtlich anhäufen. Die Fettzufuhr kann, wie gezeigt wurde, durch Infiltration bei erhaltenem Endothel und durch Inkorporation absorbierter Fette erfolgen. Bei ihrer Passage durch die Gefäßwand können die Fette aus dem Saftstrom abgefangen und örtlich (etwa an elastische Membranen) adsorbiert werden. Adsorptionsphänomene reichen also zur Erklärung von Fettansammlungen aus. In beiden Fällen sind wiederum auch Wandfaktoren im Spiel: bei Retention infiltrierter Fette aus dem Saftstrom die besondere Struktur der Intima, vor allem deren mangelnde Capillarversorgung, bei der Adsorption und Inkorporation von Fetten die enge Verflechtung mit Mikrothromben, d. h. mit den komplexen Bedingungen der Parietalthrombose.

Dennoch besteht kein Zweifel, daß auch beim Menschen *Blutfaktoren* in die Entstehung der Atheromatose eingreifen können. Ein überzeugendes Beispiel sind die Veränderungen bei essentieller (familiärer) Hypercholesterinämie, die sich hinsichtlich der kausalen Genese durchaus der experimentellen Fütterungsatherosklerose an die Seite stellen lassen. Hier überwiegt eindeutig der Blutfaktor, ohne damit andere Faktoren auszuschließen. Auch beim Diabetes mellitus, der mit Sicherheit die Progredienz der Coronarsklerose fördert, liegt es nahe, einen Zusammenhang mit der Hyperlipidämie anzunehmen. Doch sind die Einzelheiten dieses Zusammenhanges noch völlig ungeklärt. Ein vermehrter atheromatöser Anteil in den Plaques ist beim Diabetes mellitus bisher nicht erwiesen. Über eine stärkere Fettadsorption auf oder in der Intima beim Diabetes mellitus ist bisher noch nicht berichtet worden. So bleibt auch diese Frage vorerst offen. Zu den wichtigsten endogenen Ursachen der Coronarsklerose mit unbekanntem Wirkungsmechanismus zählt die *Hypertonie*. Ihre Bedeutung wird nicht nur durch die Epidemiologie der Coronarkrankheit, sondern besonders eindrucksvoll auch durch autoptische Einzelbeobachtungen stenosierender Coronarsklerosen bei Hochdruck im Kindesalter demonstriert. Die Coronararterien solcher Kinder zeigen dann Veränderungen, wie man sie sonst erst in späteren Lebensjahrzehnten zu sehen bekommt. Hier genügt die zusätzliche mechanische Belastung, um auf der Grundlage prädisponierender Faktoren der Wandstruktur an den typischen Prädilektionsstellen eine schwere Coronarsklerose hervorzurufen. Es wird zu den wichtigsten Aufgaben der morphologischen Coronarsklerose-Forschung gehören, die Wirkungsmechanismen gesicherter ätiologischer Faktoren durch Experimente und Studien an autoptischem Material weiter zu klären. Gegenüber allen Hypothesen, die glauben, einen Universalschlüssel für den Wirkungsmechanismus verschiedener Kausalfaktoren in der Hand zu haben, ist Skepsis geboten. Das gilt u. a. auch für die von Hauss und seiner Schule vertretene Lehre, der Angriffspunkt sei stets im Stoffwechsel der Mesenchymzelle der Gefäßwand zu suchen. Die Hypothese stützt sich auf Tierexperimente, in denen keine der menschlichen stenosierenden Coronarsklerose vergleichbaren Veränderungen erzeugt werden.

3. Verschließende Coronarthrombose

Obwohl zur Coronarthrombose eigentlich alle ortsständigen Abscheidungen und Pfropfbildungen in den Coronararterien gehören, wird die Bezeichnung gewöhnlich nur für subtotale und vollständige thrombotische Verschlüsse gebraucht. Wir haben den *wandständigen* Thrombus als wichtige Initialveränderung im frischen Schub der Coronarsklerose kennengelernt. Jetzt betrachten wir Thromben, von denen eine Störung der Blut- und Sauerstoffversorgung des Herzmuskels zu erwarten ist, in erster Linie *verschließende Thromben*. Genaugenommen ist eine strenge Trennung unter funktionellen Gesichtspunkten nicht möglich: wandständige Thromben können die Blutversorgung stören, während thrombotische Verschlüsse in seltenen Fällen bei guter Kollateralbildung ohne Folgen bleiben. Wandständige und verschließende Thromben sind manchmal eng miteinander verbunden, indem sich der Verschluß auf der Grundlage einer zunächst wandständigen Abscheidung sekundär obturierend entwickelt. Wir werden auf diese Form noch bei der Erörterung der Pathogenese zurückkommen.

Die Diagnose der verschließenden Coronarthrombose ist vorläufig nur autoptisch, künftig vielleicht auch durch intravitale Coronar-Angiographie zu stellen. Die makroskopisch autoptische Beurteilung ist (besonders bei geringer Spezialerfahrung) nicht frei von Fehlerquellen. Beim Aufschneiden in der Längsrichtung (ein vielfach geübtes, aber für die Diagnose von Coronarthromben nicht empfehlenswertes Verfahren) können Pfropfteile oder ganze Pfröpfe heraus- oder in die Peripherie

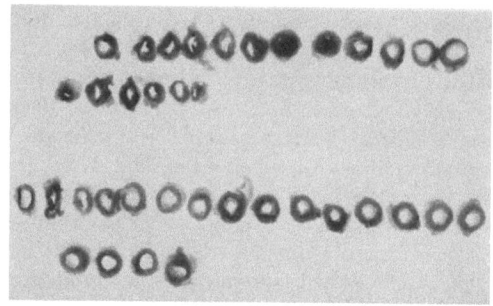

Abb. 5. Lamellierte Coronararterienäste einer 73jähr. Frau mit frischem anterolateralem Herzinfarkt. Etwa 6 mm lange frische verschließende Thrombose in der Mitte des linken absteigenden Astes (obere Reihe)

gestoßen werden. Am Querschnitt kann der erythrocytenreiche „rote" Gerinnungsthrombus mit Leichengerinnseln oder mit agonal entstandenen Gerinnseln verwechselt werden. Dieser Fehler läßt sich in Zweifelsfällen nur durch die histologische Unterschung korrigieren.

Die Prädilektionsstellen verschließender Coronarthromben decken sich nach Angaben der Literatur weitgehend mit denen der Coronarsklerose. SCHLESINGER u. ZOLL haben die meisten Verschlüsse in den ersten drei Zentimetern des linken absteigenden Astes und des rechten Hauptastes festgestellt. Thromben kommen aber auch an anderen Stellen vor, gelegentlich ziemlich weit in der Peripherie der extramuralen Äste.

Über die *Länge* der Thromben, die im Hinblick auf die fibrinolytische Behandlung wichtig ist, liegen nur spärliche Angaben vor. Bildet sich ein Thrombus im Anfangsteil eines Astes, dann sollte man nach der vollständigen Strömungsunterbrechung eigentlich einen raschen Sekundärverschluß des distalen Abschnitts erwarten. Doch bleiben die meisten Thromben kurz (1—2 cm) und dehnen sich nur relativ selten über einen größeren Abschnitt aus (Abb. 5). Offenbar findet der distale Anteil des verschlossenen Hauptastes rasch Anschluß an den Kollateralkreislauf und wird von dort wieder durchströmt. Nach den geläufigen Vorstellungen der allgemeinen Pathologie müßte der verschließende Coronarthrombus einem (roten) Gerinnungsthrombus entsprechen, also ziemlich gleichmäßig aus allen Blutbestandteilen zusammengesetzt sein. Viele Thromben zeigen jedoch eine grauweiße oder rötliche Fleckung und erweisen sich histologisch als gemischte, „bunt" zusammengesetzte Thromben, in denen Fibrin und Thrombocyten einen recht großen Anteil beanspruchen. Diese Zusammensetzung hängt mit der Thrombusentstehung eng zusammen. Sie beginnt meist mit einer wandständigen Abscheidung, die sich allmählich vergrößert und dabei bereits wechselnde Mengen von Erythrocyten einschließt. Erst im letzten Schub dieses Geschehens fügt sich ein Teil an, der die Lichtung vollends verlegt und etwa dem Typ des Gerinnungsthrombus entspricht. Auch wenn sich der obturierende Thrombus hiervon abweichend in einem Schub entwickelt, enthält er meist fibrin- und thrombocytenreiche Anteile, die eher an einen Abscheidungsthrombus erinnern. *Länge* und *Zusammensetzung* der *verschließenden Pfröpfe* bieten relativ günstige Voraussetzungen für eine fibrinolytische Behandlung. Der Erfolg der Fibrinolyse hängt aber noch von anderen Faktoren ab (so z. B. von der Angriffsfläche und dem Zeitpunkt der Einwirkung).

Verschließende Coronarthromben entstehen (abgesehen von seltenen Ausnahmen) in Gefäßabschnitten mit atherosklerotischen Veränderungen. Die Coronarsklerose kann insofern als Voraussetzung der Pfropfbildung gelten und die Thrombose als Komplikation des Gefäßprozesses. In diesem Punkt herrscht Übereinstimmung, nicht dagegen in der Frage, wodurch die Thrombose ausgelöst wird. Denn die Coronarsklerose dehnt sich in der Regel über einen viel größeren Abschnitt aus als der frische Pfropf; oft bleibt auch bei schwersten Gefäßveränderungen die Thrombose ganz aus. Die Auslösung erfolgt örtlich und die Tendenz zum Fortschreiten ist gering. Erklärungsversuche, die diese Tatsache außer acht lassen, können nicht befriedigen. So ist versucht worden, die *hämodynamischen* Verhältnisse im Abschnitt vor oder hinter der Stenose für den Verschluß verantwortlich zu machen. Hier bilden sich im Modell bei verlangsamter Strömung Wirbel, die die Abscheidung und Pfropfbildung fördern könnten. Doch sitzen die meisten Verschlüsse beim Menschen im Bereich der Stenose selbst, wo die Strömung beschleunigt ist und keine Wirbel auftreten. Je stärker die Stenose, desto weniger können daher hämodynamische Verhältnisse für den Verschluß in Anspruch genommen werden. Ebenso gewichtige Gründe sprechen dagegen, den thrombotischen Verschluß ausschließlich auf eine *erhöhte Gerinnungsneigung* zurückzuführen. Denn dieser Faktor müßte sich im ganzen Gefäßsystem auswirken oder doch wenigstens Abscheidungen und Pfropfbildungen gleichzeitig an mehreren Stellen hervorrufen. Störungen im Gerinnungssystem mögen mitwirken; man sollte sie aber nicht überschätzen. Wie wichtig diese Frage ist, soll an folgendem Beispiel erläutert werden. Die engen Beziehungen zwischen Ernährung und Coronarkrankheit sind unbestritten; in Zeiten und Ländern mit fettreicher Ernährung tritt die Krankheit häufiger auf. Fettreiche Mahlzeiten erhöhen durch alimentäre Hyperlipämie die Gerinnungsneigung. Auf diesem Wege könnte theoretisch eine einzige opulente Mahlzeit über eine Coronarthrombose zum akuten Herztod führen – wenn die erhöhte Gerinnungsneigung ausschlaggebend und der örtliche Wandschaden von untergeordneter Bedeutung wäre. Die Assoziation der berühmten Szene aus Hofmannsthals „Jedermann" stellt sich unwillkürlich ein: der plötzliche Herztod an festlicher Tafel. Würde es sich so verhalten, dann wäre für jeden Menschen mit mehr oder weniger starker Coronarsklerose, d. h. für nahezu „jedermann" jenseits des 60. Lebensjahres eine üppige Fettmahlzeit lebensgefährlich. Davon kann aber gar keine Rede sein. Der auch heute noch in manchen Lehrbüchern als Schreckgespenst an die Wand gemalte akute Coronartod durch

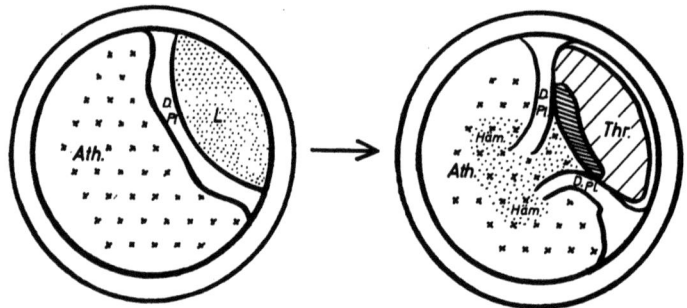

Abb. 6. Schematische Darstellung der häufigsten Auslösung verschließender Coronarthrombosen durch Deckplattenrisse über großen Atheromen; L = Lichtung; $D.Pl.$ = Deckplatte; $Ath.$ = Atherom; $Häm.$ = eingepreßtes Blut; $Thr.$ = verschließender Thrombus mit parietaler Basis (links über Deckplattenriß)

Coronarthrombose bei und nach fettreichen Mahlzeiten ist eine Seltenheit und wird in manchen großen Statistiken der Gerichtsmediziner (Dotzauer u. Naeve) überhaupt nicht erwähnt. Ebenso selten entstehen Herzinfarkte nach Fettmahlzeiten.

Daraus ergibt sich, daß fettreiche Ernährung allenfalls die Coronarsklerose selbst quantitativ oder qualitativ beeinflußt, nicht aber unmittelbar die Coronarthrombose auslöst. Erst eine länger anhaltende fettreiche Ernährung beschwört Gefahren der Coronarkrankheit herauf.

Nicht hämodynamische Faktoren und Gerinnungsneigung, sondern *örtliche Wandveränderungen* beherrschen die Thrombogenese (Abb. 6 bis 8). Durch histologische Untersuchung von Serienschnitten ist gesichert, daß die Thrombose meist durch grobe Intimarisse (Rupturen) über steno-

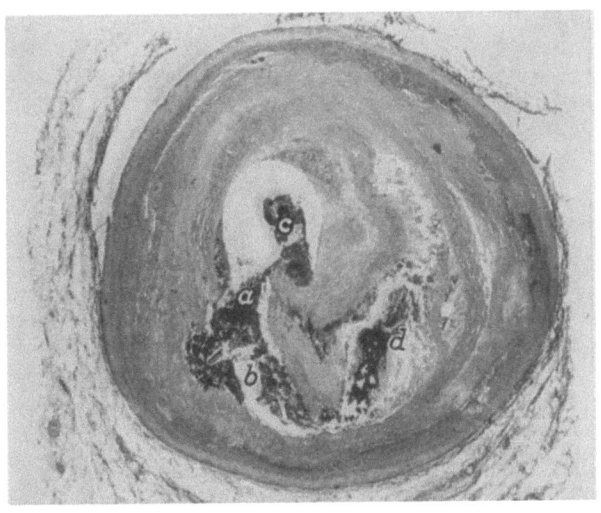

Abb. 7. Breiter Intimariß (a) mit rezidivierender dissezierender Blutung (b) und deckelförmig über den Riß ragendem Parietalthrombus (c). In der Tiefe verfettetes Wandhämatom (d). Elastica-Goldner. 17fach

sierenden Atheromen ausgelöst wird (SINAPIUS, CHAPMAN, CONSTANTINIDES, FRIEDMAN u. VAN DEN BOVENKAMP). In Plaques mit weichen Atheromen herrscht ein erhebliches Druckgefälle, das die bindegewebige Deckplatte leicht einreißen läßt. Dabei wird Blut aus der Lichtung in das Atherom gepreßt, dessen Inhalt sich gleichzeitig teilweise entleert und reichlich Thromboplastin freisetzt. Dann bildet sich zunächst ein wandständiger Thrombus, der schrittweise oder in einem Schub in einen Verschluß übergeht (Abb. 6—8). Je enger die Restlichtung, desto kleiner ist der Schritt bis zum vollständigen Verschluß. Die meisten Verschlüsse entstehen bei hochgradiger Lichtungseinengung und sitzen in Abschnitten, deren Lichtung auf mindestens ein Viertel und oft auf weniger als ein Achtel der ursprünglichen Weite eingeengt ist (SINAPIUS).

Über rein bindegewebigen stenosierenden Plaques ist die Gefahr verschließender Thrombosen geringer, weil die zum Intimariß disponierenden Druckgradienten fehlen. Doch können hier Risse an der Grenze thrombogener Schichten (durch „Abblättern") auftreten und Thromben auslösen. Über Atheromen in nicht stenosierenden Arterienabschnitten führen Intimarisse zu wandständigen Thromben (ohne nachfolgenden Verschluß), die inkorporiert werden und zur Intimaverdickung beitragen. Erst die Verbindung zwischen Atheromatose und Stenose schafft und fördert die Voraussetzungen für thrombotische Verschlüsse.

Im Schrifttum werden oft *Mikrothromben* als Grundlage verschließender Coronarthromben angegeben, die wir als eine der Initialveränderungen im frischen Schub der Coronarsklerose kennengelernt haben.

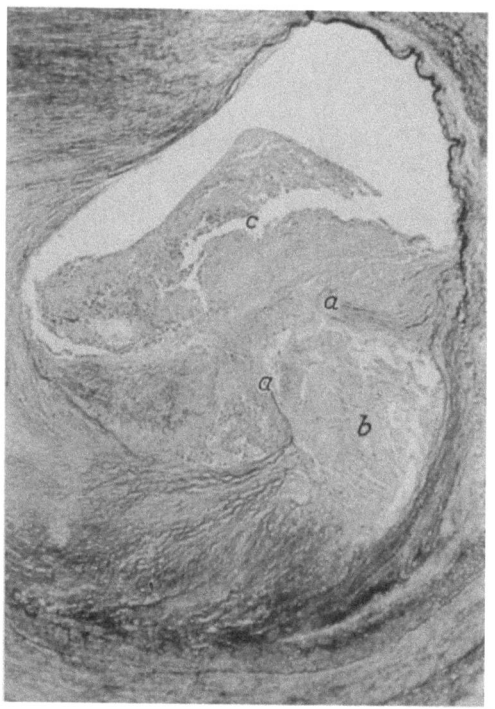

Abb. 8. Deckplattenriß (a) über atheromatösem Herd (b) mit subtotal verschließendem Thrombus (c). Elastica-van Gieson. 30fach

Diese flachen Abscheidungen („Inkrustationen") werden in der Regel rasch inkorporiert, sind also ohne unmittelbare Gefahren und führen nicht zum Verschluß. Würde es sich anders verhalten, dann wären bei der Häufigkeit dieser Mikrothromben nahezu alle Erwachsenen ständig vom Coronarverschluß bedroht.

Die *Dauerfolgen* eines *Verschlusses* hängen auch vom Schicksal des Thrombus ab. In allen Gefäßen retrahieren sich verschließende Pfröpfe teilweise von der Gefäßwand, entfärben sich allmählich, werden bindegewebig organisiert und von neu gebildeten Gefäßen durchsetzt. Daraus geht ein gefäßhaltiges Füllgewebe hervor, in dem noch monatelang Reste thrombotischen Materials erhalten bleiben können. In funktioneller Hinsicht ist nur die sog. *Rekanalisation* von Interesse. Jeder organisierte Thrombus enthält Gefäße und gefäßähnliche sinuöse Bluträume mit oft weiter Lichtung (Abb. 9), deren Ursprung und funktionelle Bedeutung nur teilweise geklärt ist. FULTON und FRIEDMAN stimmen darin überein, daß durch Retraktion des frischen Thrombus exzentrisch gelegene Längskanäle gebildet werden können, die eine vollwertige

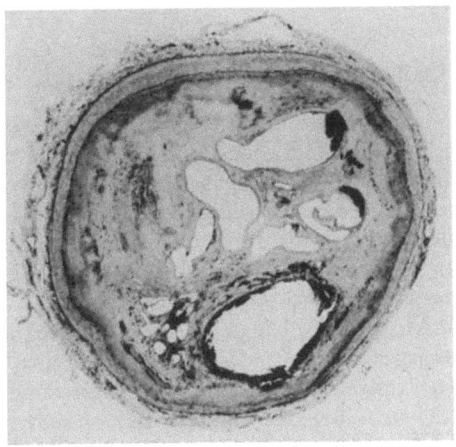

Abb. 9. Organisierte und rekanalisierte verschließende Thrombose. Mehrere unregelmäßig gestaltete Rekanalisationslichtungen. Sudan III. 12fach

Blutversorgung im zugeordneten Myokard wiederherstellen, wenn sie eine Lichtungsweite von etwa 1 mm erreichen (FULTON). In diesem Falle liegt der Gedanke nahe, die natürliche Rekanalisation durch Fibrinolytica zu unterstützen. Über die Häufigkeit der natürlichen exzentrischen Längskanalisation verschließender Thromben liegen noch keine ausreichend großen Zahlenangaben vor.

Ursprung und Bedeutung der übrigen Bluträume im organisierten Thrombus sind noch ungeklärt und Gegenstand wissenschaftlicher Auseinandersetzungen. FULTON hat keine Verbindungen zur Adventitia festgestellt und hält sie für Berfumeden Thromben, die von Endothel ausgekleidet und sekundär mit gefäßähnlichen Wänden ausgestattet worden sind. Er hat im postmortalen Angiogramm keine funktionell ins Gewicht fallende Durchströmung dieser Räume nachweisen können. FRIEDMAN hat dagegen an Serienschnitten Kommunikationen mit adventitiellen Gefäßen und Seitenästen festgestellt und glaubt daher, ein wichtiges System der Kollateralbildung durch Überbrückung des Verschlusses vor sich zu haben. Das Beispiel zeigt, wie sehr die Ergebnisse von der Untersuchungsmethodik abhängen. Letzten Endes wird es kaum möglich sein, ohne angiographische Darstellung die funktionelle Bedeutung von Gefäßen im organisierten Thrombus zu beurteilen. Der zeitliche Ablauf der Sekundärveränderungen ist auch im Frühstadium,

d. h. in den ersten Tagen nach der Thrombusentstehung wichtig, weil die Altersschätzung frischer Thromben Rückschlüsse auf die zeitlichen Beziehungen zum Herzinfarkt erlaubt. Leukocytenzerfall und Monocytenschwellung treten bereits nach 2—3 Tagen auf, Homogenisierung des Thrombus etwa mit dem 4. Tage, bindegewebige Proliferation (Organisation) von der Basis her nach 7 Tagen und Faserbildung etwa nach 14 Tagen. Später wird die Altersschätzung immer schwieriger.

4. Obduktionsstatistik der Coronarsklerose

Statistische Angaben über die *Häufigkeit* und den *Schweregrad* der Coronarsklerose mit ihren Beziehungen zum Alter und zum Geschlecht müssen von autoptischen Untersuchungen ausgehen, weil viele Coronarsklerosen weder Beschwerden noch Funktionsstörungen hervorrufen und während des Lebens allenfalls durch Coronarangiographie dargestellt werden könnten. Dem Obduzenten steht das ganze Coronararteriensystem als Untersuchungsobjekt zur Verfügung. Doch ist dies nur ein scheinbarer Vorteil, weil die Längsausdehnung der extramuralen Äste und die oft ausgeprägten Sekundärveränderungen (so vor allem die Verkalkung) eine vergleichbare quantitative Beurteilung bei der Routinesektion erschweren. Bei der üblichen Sektionstechnik werden die Gefäße in der Längsrichtung aufgeschnitten und sind danach in ihrer Lichtungsweite schwer zu beurteilen. Bei hochgradiger Wandverkalkung legt der Sekant oft bald die Schere aus der Hand und stellt resigniert eine „schwere Coronarsklerose" fest, ohne sich von der Lichtungsweite in größeren Abschnitten überzeugt zu haben. Oft wird in der Diagnose nicht einmal zwischen stenosierender und nicht stenosierender Coronarsklerose unterschieden. So steht manchmal in der Diagnose „beträchtliche Coronarsklerose" und in der Beschreibung „mit weiter Lichtung". Hier macht sich der Nachteil einer allzu weiten Fassung des Begriffs Coronarsklerose bemerkbar, die Wandverhärtungen bei weiter Lichtung und Lichtungseinengungen verschiedenen Grades nicht unterscheidet.

Die nachträgliche Auswertung von Routine-Sektionsprotokollen ist zusätzlich dadurch belastet, daß die Sekanten mit ihren individuellen Gewohnheiten in einem längeren Zeitraum mehrmals wechseln. Der Wert solcher Statistiken ist erheblich eingeschränkt.

Einen guten Überblick über den Grad und die Ausdehnung der Stenosen vermittelt die postmortale Angiographie, deren Technik im Abschnitt über die Anastomosen geschildert wird. Der Nachteil der Methode liegt darin, daß sie nichts über die Dicke und Feinstruktur der Plaques aussagt. Dagegen ist sie vorzüglich geeignet, die Zusammenhänge zwischen Stenosen und Anastomosen darzustellen.

Einen ziemlich genauen Überblick über die Coronarsklerose erhält man, wenn die Hauptäste im ganzen entnommen, fixiert, entkalkt und in 2—3 mm dicke Scheiben aufgeschnitten werden (Abb. 5). Bei der Beurteilung der Stenose ist der postmortale Kollaps elastischer Anteile der Gefäßwand zu berücksichtigen. Nur ganz starre Abschnitte der Gefäßwand behalten ihre intravitale Lichtungsweite. Am besten wäre die Fixierung unter einem dem intravitalen Blutdruck etwa entsprechenden Füllungsdruck.

Die *Flächenausdehnung* der Herde wird neuerdings in einem internationalen Untersuchungsprogramm der World Health Organisation gemessen und statistisch ausgewertet (ROBERTSON, MONTENEGRO u. EGGEN). Doch wird auch bei dieser Methode die Dicke der Intima-Plaques nicht erfaßt. Bis jetzt gibt es noch keine umfassende statistische Studie autoptischen Materials, in der Wandvolumen, Intimaverdickung und Lichtungsweite in Beziehung zueinander gesetzt werden.

Unter den Arbeiten, die sich zur Coronarsklerose junger Menschen äußern, wird besonders die Studie über die Coronararterien von 300 in Korea gefallenen amerikanischen Soldaten im Durchschnittsalter von etwa 22 Jahren viel zitiert. 77% dieser Gefäße ließen schon mit bloßem Auge herdförmige Intimaverdickungen erkennen, 20 Fälle Lichtungseinengungen von mehr als 50% der ursprünglichen Weite (ENOS, BEYER und HOLMES). Da der postmortale Kollaps der jugendlichen elastischen Gefäßwand offenbar nicht berücksichtigt worden ist, kann der angegebene Grad der Stenose bezweifelt werden — nicht aber die Tatsache früher Coronarsklerose im Beginn des 3. Lebensjahrzehnts. Auch in anderen Statistiken wird Coronarsklerose (ohne nähere Bezeichnung des Schweregrades) im 3. Lebensjahrzehnt bereits bei 10 bis 20% aller Männer registriert. Die Häufigkeit steigt dann allmählich an und erreicht bei Männern mit etwa 60 Jahren einen Gipfel von etwa 50%. Frauen folgen in einem Abstand von 10 Jahren und gelangen zur gleichen Häufigkeit wie 60jährige Männer erst mit 70 Jahren. Diese „Begünstigung" des weiblichen Geschlechts wird meist auf den Östrogenschutz bis zur Menopause, also auf einen Blutfaktor zurückgeführt. Doch wird auch dieser Auffassung widersprochen (DOCK) und die Wirkung exogener Faktoren (Lebensgewohnheiten der Männer) betont.

Die aus Sektionsprotokollen nachträglich herausgelesene *Häufigkeit der Coronarsklerose* wird neuerdings auch *der Zahl der Myokardinfarkte* im gleichen Zeitraum gegenübergestellt. Die Zahl der Infarkte ist nach 1948 allen vorliegenden Angaben zufolge in der Bundesrepublik wahrscheinlich vor allem auf Grund zunehmender Wohlstandsernährung und vermehrten Zigarettenkonsums erheblich angestiegen, während die Coronarsklerosen im gleichen Zeitraum weder häufiger noch schwerer geworden sind. Die Angaben sind sachlich zu bezweifeln, weil die nachträgliche Auswertung von Sektionsprotokollen keine zuverlässigen Ergebnisse liefert. Dagegen sprechen auch die engen direkten Beziehungen zwischen Herzinfarkt und Coronarthrombose auf der einen und Wandschaden der Coronarsklerose auf der anderen Seite. Mit zunehmender Häufigkeit der Coronarthrombose muß die Coronarsklerose häufiger oder schwerer geworden sein oder ihren geweblichen Charakter geändert haben (z. B. stärker ausgeprägte Atheromatose).

Literatur

BÄURLE, W.: Die Coronarsklerose bei Hypertonie. Beitr. path. Anat. 111, 108 (1950).

BREDT, H.: Morphologie und Pathogenese der Arteriosklerose. In: Arteriosklerose. Herausg. G. SCHETTLER. Stuttgart: Thieme 1961.

BÜCHNER, F.: Durchblutungsstörungen des Herzmuskels. Dtsch. Militärarzt 6, 570 (1941).

CAMPBELL, J. S.: Stereoscopic radiography of the coronary system. Quart. J. Med. 22, 247 (1929).

CHAPMAN, I.: Morphogenesis of occluding coronary artery thrombosis. Arch. Path. 80, 256 (1965).

CONSTANTINIDES, P.: Plaque fissures in human coronary thrombosis. J. atheroscler. Res. 6, 1 (1966).

DOCK, W.: Why are men's coronary arteries so sclerotic? J. Amer. med. Ass. 170, 152 (1959).

DOTZAUER, G., u. W. NAEVE: Statistische Erhebungen über den Panoramawechsel des akuten Herztodes. Dtsch. Z. gerichtl. Med. 45, 30 (1956).

DUGUID, J. B.: Thrombosis as a factor in the pathogenesis of coronary atherosclerosis. J. Path. Bact. 58, 207 (1946).

ENOS, W. F., J. BEYER, and R. H. HOLMES: Pathogenesis of coronary disease in American soldiers killed in Korea. J. Amer. med. Ass. 158, 912 (1955).

FRIEDMAN, M.: The coronary canalized thrombus. J. exp. Path. 48, 556 (1967).
—, and G. VAN DEN BOVENKAMP: The pathogenesis of coronary thrombus. Amer. J. Path. 48, 19 (1966).

FULTON, W. F. M.: The coronary arteries. Springfield, Ill.: Charles C. Thomas 1965.

HAUSS, W. H.: Pathogenese der Coronarsklerose und des Herzinfarktes. Verh. dtsch. Ges. inn. Med. 69, 554 (1963).

HIERONYMI, G.: Über den altersbedingten Formwandel elastischer und muskulärer Arterien. Berlin-Göttingen-Heidelberg: Springer 1956.

HOLLE, G.: Über Lipoidose, Atheromatose und Sklerose der Aorta und ihre Beziehungen zur Endarteriitis. Virchows Arch. path. Anat. 310, 160 (1942).

KRAULAND, W.: Über den Beginn der Koronarthrombose. Med. Welt 20, 1101 bis 1107 (1965).

MONTENEGRO, M. R., and D. A. EGGEN: Topography of atherosclerosis in the coronary arteries. Lab. Invest. 18, 586 (1968).

MORGAN, A. D.: The pathogenesis of coronary occlusion. Oxford: Blackwell 1956.

MÜLLER, A.: Über die Besonderheiten der Hämodynamik des Coronarkreislaufs und ihre Auswirkung auf die Beanspruchung und Abnutzung seiner Arterienwände. Bull. Schweiz. Akad. Wiss. 13, 50 (1957).

OSBORN, G. R.: The incubation period of coronary thrombosis. London: Butterworth & Co. 1963.

PATERSON, J. C.: Vascularization and hemorrhage of the intima of arteriosclerotic coronary arteries. Arch. Path. 22, 313 (1936).

ROBERTSON, W. B.: The international atherosclerosis project. 9th Conf. int. Soc. geogr. Path. Leiden 1966. Path. Microbiol. 30, 810 (1967).

SCHETTLER, G., u. R. HILD: Koronarsklerose und Myokardinfarkt in der Westdeutschen Bundesrepublik 1945—1965. 9th Conf. int. Soc. geogr. Path. Leiden 1966. Path. Microbiol. 30, 766 (1967).

SCHLESINGER, M. J., and P. M. ZOLL: Incidence and localization of coronary artery occlusions. Arch. Path. **32**, 178 (1941).

SCHOENMACKERS, J.: Die Blutversorgung des Herzmuskels und ihre Störungen. Im Lehrbuch der speziellen pathologischen Anatomie. Ergänz.-Bd. I. Berlin: Walter de Gruyter 1967.

SINAPIUS, D.: Koronarthrombose und Myokardinfarkt. In: Pathogenese des Myokardinfarkts. Herausg. G. SCHETTLER. Symposia medica „Hoechst". Stuttgart: Schattauer 1969.

WINTERNITZ, M. C., R. C. THOMAS, and P. M. LE COMPTE: Studies in the pathology of vascular disease. Amer. Heart J. **14**, 399 (1937).

IV. Funktionelle Morphologie
der Myokardveränderungen beim Herzinfarkt

W. Hort

1. Einleitung

Nach Unterbrechung der Blutzufuhr zum Herzen oder zu einem Herzteil spielen sich in bestimmten Zeitintervallen charakteristische Veränderungen der Funktion ab (s. Opitz u. Schneider). Nach einem sehr kurzen störungsfreien Zeitraum von ungefähr 10 Schlägen nimmt die Kontraktilität des Herzens ab, das Kreatinphosphat zerfällt, und schließlich bleibt das Herz stehen. Dieser Zeitpunkt gibt das Ende der Überlebenszeit an. Auch danach läßt es sich noch wiederbeleben. Sobald jedoch irreversible Schäden auftreten, ist die *Wiederbelebungszeit* überschritten. Sie beträgt für das Hundeherz rund 20—30 min, und beim Menschen dürfte sie weitgehend damit übereinstimmen. Bei der Ratte mit ihrer hohen Herzfrequenz und den zahlreichen Mitochondrien im Sarkoplasma liegt sie dagegen nur bei 13 min.

Die irreversibel geschädigten Muskelfasern sind unwiederbringlich verloren und können durch keine therapeutische Anstrengung mehr zum Leben erweckt werden. Auch hat der Herzmuskel als Preis für die hohe Differenzierung seiner Muskelfasern, die ganz auf die Kontraktion spezialisiert sind, die Fähigkeit zur Regeneration eingebüßt. Irreversibel geschädigte Herzmuskelfasern können nicht durch neue ersetzt werden. An ihre Stelle tritt eine funktionell minderwertige Narbe.

2. Elektrolytverschiebungen

Schon innerhalb der Wiederbelebungszeit spielen sich Veränderungen in den Herzmuskelzellen ab. Zuerst nimmt die *Permeabilität der Zellmembran* zu. Die dabei auftretenden Veränderungen im molekularen Bereich sind aber bis heute elektronenmikroskopisch nicht faßbar. Als Folge der gestörten Schrankenfunktion kommt es bei experimentellem Verschluß eines Coronarastes schon in der ersten Minute zum Kaliumaustritt aus dem Sarkoplasma. Die Kaliumkonzentration ist normalerweise intracellulär hoch, extracellulär dagegen niedrig. Durch diese Elektrolytverschiebung wird die Polarisation der Zellmembran gestört und darin liegt wohl die Ursache für die schon nach wenigen Minuten nachweisbaren EKG-Veränderungen. In das Ischämiegebiet strömen Na, Cl und Wasser ein, aus ihm strömen K, Phosphate und Catecholamine hinaus. Der Abtransport der freigewordenen Ionen erfolgt wegen der unterbrochenen Zirkulation im Infarktgebiet nur langsam. Der Kaliumverlust ist z. B. erst nach wenigen Stunden mit dem Flammenphotometer nachweisbar (DITTRICH). Diese Zeitspanne wird wesentlich geringer, wenn die Durchblutung nach einer temporären Unterbindung wieder freigegeben wird (JENNINGS u. Mitarb.).

In der Infarktrandzone häufen sich nach Stunden Fe, Ca und Phosphat an. Auf dieser Anwesenheit zweiwertiger Metalle, vor allem des Ca, beruht auch die Fluorescenz der Infarktrandzone nach Tetracyclineinwirkung.

Die Wasserstoffionenkonzentration ändert sich im Infarktgebiet sehr rasch. Schon nach 5 min läßt sich eine vorübergehende saure Reaktion, z. B. mit pH-Papier, nachweisen (KRUG).

3. Elektronenmikroskopische Frühveränderungen

Der *zunehmende Wassergehalt* in den Herzmuskelzellen des Ischämiegebietes wird elektronenmikroskopisch bereits in der Phase der noch reversiblen Zellschädigung sichtbar (vgl. DAVID). Schon nach 5 min sind intracelluläre Spalträume erweitert, und MÖLBERT beobachtete eine sehr frühzeitige Erweiterung des sarkoplasmatischen Reticulums, das eine Schlüsselstellung bei der elektromechanischen Koppelung einnimmt. Kurz darauf beginnt eine Schwellung der Mitochondrien. Nach 15 min ist das Ödem zwischen den Myofibrillen ausgeprägt, das endoplasmatische Reticulum enthält große Vacuolen, und in einigen Mitochondrien beginnt eine Auflösung mit Verlust von Leisten.

Die Zellkernstruktur wird ebenfalls aufgelockert. Die glykogenhaltigen Granula im Sarkoplasma sind schon nach wenigen Minuten deutlich reduziert oder verschwunden.

Alle diese Veränderungen sind noch reversibel. Nach dem Tode werden sie durch zusätzliche autolytische Prozesse rasch abgewandelt. Deshalb gilt es als Regel der Elektronenmikroskopie, die Gewebsstückchen lebensfrisch zu entnehmen und unverzüglich zu fixieren. Die geschilderten elektronenmikroskopischen Befunde wurden im Tierversuch erhoben. Da der Herzmuskel des Menschen und anderer Säugetiere in seinem Feinbau sehr weitgehend übereinstimmt, wird man diese tierexperimentellen Ergebnisse auf das menschliche Herz übertragen dürfen.

4. Histochemische Befunde

Kurze Zeit nach den kleinen Elektrolyt- und Wassermolekülen passieren größere Moleküle die geschädigte Membran der Herzmuskelzelle. Unter den Enzymen wandern zunächst die im Cytoplasma gelösten aus. Beim experimentellen Infarkt des Hundes waren die GOT und LDH schon 20 min nach Ligaturbeginn im Blut des Coronarsinus nachweisbar (SAVRANOGLU u. Mitarb.). Am Krankenbett stellt sich ein deutlicher

Anstieg dieser Enzyme im Blutserum erst nach 2—3 Std ein. Leider sind viele Enzyme, so z. B. die für die klinische Diagnostik so wichtigen Transaminasen, bisher im Gewebe mit histochemischen Methoden nicht nachweisbar.

Im Gegensatz zu den im Cytoplasma gelösten Enzymen bleibt die Aktivität der an die Struktur der Mitochondrien gebundenen Enzyme wesentlich länger erhalten. So erklärt es sich, daß die Bernsteinsäuredehydrogenase-Reaktion (Abb. 10), die sich makroskopisch und mikro-

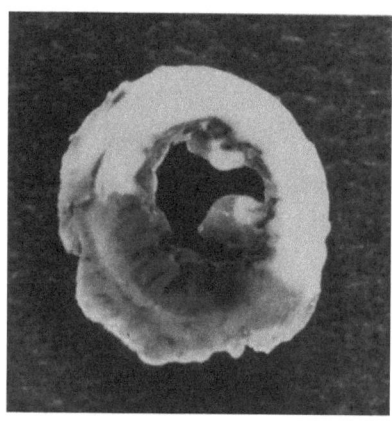

Abb. 10. Histochemischer Infarktnachweis mit Hilfe der Bernsteinsäuredehydrogenase-Reaktion. Dicke Querscheibe eines Rattenherzens mit 10 Std altem experimentellen Infarkt des freien Anteiles der linken Kammerwand. Das Infarktgebiet ist mit Ausnahme der überlebenden subendokardialen Zone ungefärbt geblieben, das erhaltene Septum dagegen deutlich gefärbt. Der freie Anteil der rechten Kammerwand wurde abgetrennt. (Aus HORT und DA CANALIS; TTC-Reaktion)

skopisch durchführen läßt, erst nach 2—4 Std abgeschwächt ist (s. JESTÄDT u. SANDRITTER). Ungefähr dieselbe Zeit vergeht, bis ein frischer Infarkt fluorescenzmikroskopisch an der Farbänderung z. B. nach Einwirkung von Acridinorange zu erkennen ist (KORB u. KNORR).

Die Phosphorylaseaktivität fällt dagegen schon wenige Minuten nach dem Absperren der Blutzufuhr, also noch während der Wiederbelebungszeit, im Ischämiegebiet ab. Dieser Abfall geht dem des Glykogens ungefähr parallel (BAJUSZ u. JASMIN) und ist sicher ursächlich damit verknüpft, weil Glykogen als Starter für die Phosphorylaseaktivität benötigt wird.

Die Aktivität der ATPase bleibt noch tagelang erhalten (HECHT). Dieser Befund ist nicht verwunderlich, weil das Actomyosin eine ATPase-Wirkung besitzt und weil die Myofilamente recht resistente Strukturen darstellen (s. S. 36).

5. Frühdiagnose des Infarktes

Für den Morphologen ist eine möglichst frühzeitige Diagnose eines Herzinfarktes sehr wünschenswert. Mit der konventionellen HE-Färbung dauert es mindestens 6 Std, bis das Infarktgebiet zu erkennen ist, mit den geschilderten histochemischen und fluorescenzmikroskopischen

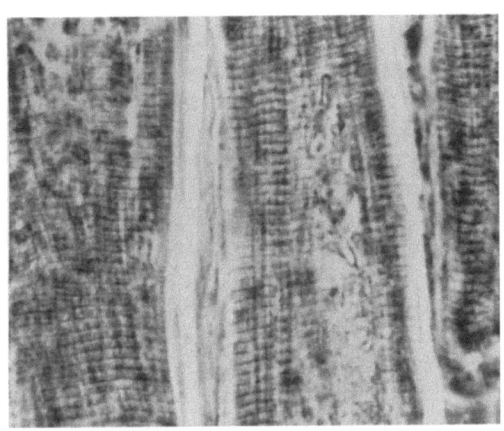

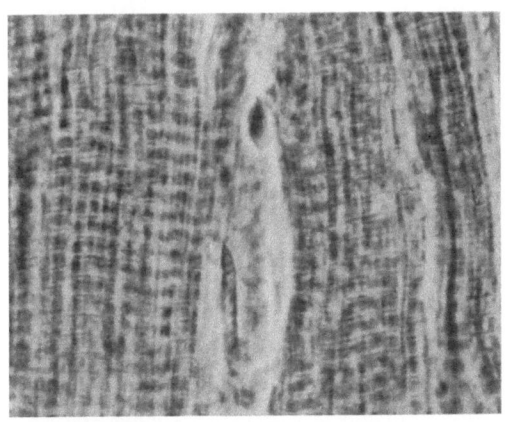

Abb. 11. Gedehnte Muskelfasern im Gebiet eines 1½ Std alten menschlichen Infarktes (unten). Oben sind im Gegensatz dazu eng kontrahierte Muskelfasern desselben Herzens außerhalb des Infarktgebietes abgebildet. (1120× vergrößert, Phasenkontrast, Ölimmersion. Aus HORT, 1965)

Methoden immer noch 2—4 Std. Die frühesten Stadien sind damit nicht zu erkennen und deshalb blieb bei ihnen bisher die Frage offen, ob z. B. bei Patienten mit plötzlichem Tod schon ein Infarkt bestand oder nicht. Elektronenmikroskopisch lassen sich im Tierversuch frühe irreversible Veränderungen der Herzmuskelzellen erkennen am fortschreitenden Zugrundegehen der Mitochondrien sowie einer beginnenden Auflösung von Myofibrillen. Die Abgrenzung gegen noch reversible Veränderungen ist aber sehr schwer oder unmöglich. Bei der später auftretenden osmiophilen Degeneration aller Zellbestandteile, die der lichtmikroskopisch nachweisbaren Coagulationsnekrose entspricht, besteht keinerlei Zweifel mehr am Zelltod. Leider läßt sich die Elektronenmikroskopie für eine sehr frühe Diagnose des menschlichen Herzinfarktes nicht heranziehen, weil sie eine sofortige Gewebsentnahme voraussetzt (s. o.).

Die von POLEY u. Mitarb. zur Frühdiagnose benutzte Fuchsinophilie von Muskelfasern im Ischämiegebiet beginnt, wie die saure Reaktion, schon während der Wiederbelebungszeit, hält nur kurze Zeit an und erfreut sich keiner allgemeinen Anerkennung. Bei tierexperimentellen Untersuchungen eröffnete sich uns eine Möglichkeit zur frühesten Infarktdiagnose (HORT, 1965). Bei Ratten wurde ein sehr großer Infarkt durch Unterbinden der linken Kranzarterie erzeugt. Sofort nach dem Überschreiten der Wiederbelebungszeit fiel am totstarren Herzen eine Dilatation des linken Ventrikels auf. Die Erweiterung beruht auf dem Unvermögen der irreversibel geschädigten Muskelfasern, eine Totenstarre mit Faserverkürzung zu entwickeln. Im Infarktgebiet haben die Muskelfasern nicht nur die Fähigkeit eingebüßt, sich während des Lebens noch einmal zu kontrahieren, sie vermögen auch ihre letzte, postmortale Kontraktion in der Totenstarre nicht mehr auszuführen und verharren in einem Dehnungszustand, der ungefähr dem in der Diastole entspricht, während die nicht infarzierten Teile des Herzens in der Totenstarre kontrahierte Muskelfasern aufweisen (Abb. 11). Lichtmikroskopisch lassen sich die gedehnten Muskelfasern im Infarktgebiet an ihren größeren Querstreifungsabständen erkennen. Diese einfache Methode erlaubte im Tierversuch die Diagnose eines großen Infarktes sofort nach dem Eintreten der irreversiblen Zellschäden und hat sich inzwischen auch zur Diagnose einiger ganz frischer Infarkte im menschlichen Herzen bewährt. Eine Muskelfaserdehnung im Infarktgebiet menschlicher Herzen war schon J. und M. LINZBACH aufgefallen. Sie konnten aber nicht sagen, wann sie eintritt. Sie bleibt im Infarktgebiet bestehen und ist bei aufmerksamer Beobachtung fast immer nachweisbar. Wir haben sie sogar noch in einem kleinen Nekroserest eines 5 Monate alten Infarktes erkennen und elektronenmikroskopisch dabei recht gut erhaltene Myosinfilamente nachweisen können (HORT, 1968 b). Das Unvermögen der irreversibel geschädigten Muskelfasern zur postmortalen Kontraktion ist wohl auch dafür verantwortlich, daß im Infarktgebiet eine Fragmentierung der Muskelfasern fehlt, die sonst an totstarren Herzen von Erwachsenen oft in Form querer Muskelzerreißungen auftritt.

6. Infarktablauf

Als Folge der *Coagulationsnekrose* lassen sich mit der HE-Färbung die Herzmuskelzellen etwa 6 Std nach Infarktbeginn intensiver mit Eosin anfärben. Bald schwinden die Herzmuskelkerne in der Randzone, im Infarktzentrum bleiben sie häufig länger erhalten. Auch der Abbau anderer Zellstrukturen macht in der Randzone (wohl wegen des hier erhaltenen Spüleffektes) raschere Fortschritte als im Zentrum. Die interstitiellen Zellen überleben jedoch in einer schmalen Zone des Infarkt-

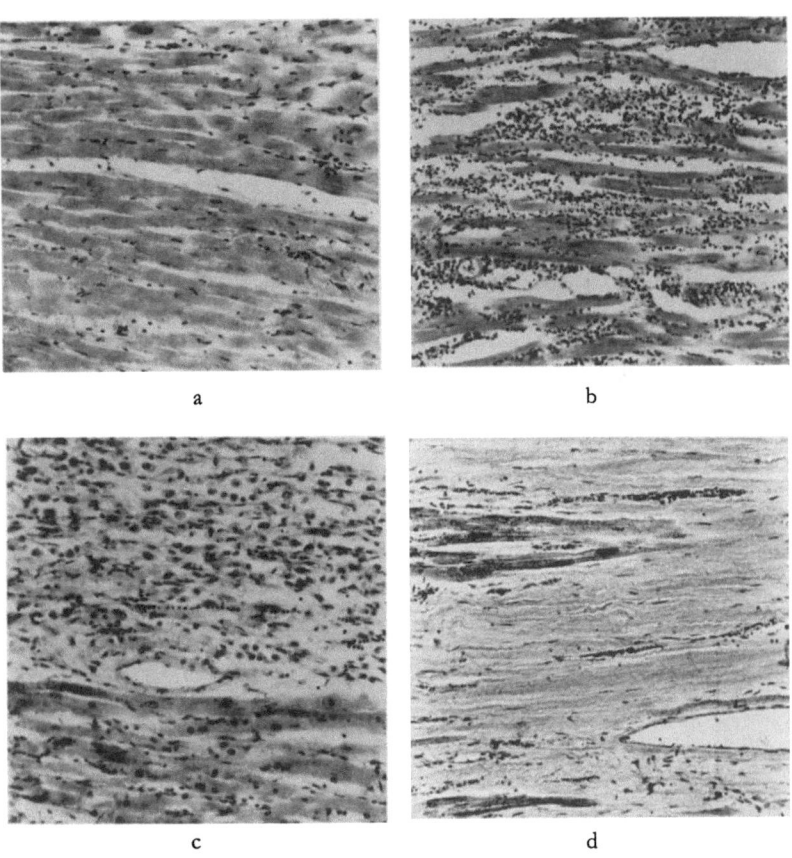

Abb. 12 a—d. Infarktablauf. a Frische Nekrose mit noch erhaltenen interstitiellen Kernen. b Leukocytäre Infiltrate im Nekrosegebiet. c Organisationsstadium: Makrophagen haben die Nekrose abgeräumt. Am unteren Bildrand liegen erhaltene Muskelfasern. d Narbenstadium: Kernarme kollagene Faserbündel verlaufen in Richtung der erhaltenen Muskelfasern. (HE-Färbung, 115× vergrößert

randgebietes (Abb. 10). Sie sind anspruchsloser als die Herzmuskelzellen und werden durch Diffusion vom Rande her am Leben erhalten. In dieser Randpartie und auch in kleinen Nekrosen können Narben „acellulär", d. h. ohne Beteiligung von Leukocyten oder Granulationsgewebe, entstehen.

Beim Menschen und beim Tier wird das Infarktgebiet vom Rande her allmählich organisiert und in eine Narbe umgewandelt. Für den Menschen ist dieser zeitliche Ablauf zuerst in einer sehr lesenswerten, mustergültigen Arbeit von MALLORY u. Mitarb. eingehend beschrieben worden. Schon im Verlauf des ersten Tages beginnen vom erhaltenen Myokard her Leukocyten in die Nekrose einzuwandern. Sie werden durch Zerfallsprodukte aus dem Infarktgebiet angelockt und dringen ein kurzes Stück — höchstens ein paar mm — in die Nekrose ein. Ihre kurze Lebensdauer erlaubt ihnen keine weitere Wanderung. Ihre Anzahl nimmt bis zum 5. Tage zu (Abb. 12 b). Meist bilden sie einen dichten Randwall, der oft Einschmelzungsherde enthält (s. S. 44) und mit bloßem Auge als schmaler gelber Saum imponiert. Für die gelbe Farbe ist die Verfettung der untergehenden Leukocyten verantwortlich. Bei ihrem Zerfall werden viele Fermente frei, die wohl den Abbau der nekrotischen Muskelfasern unterstützen.

Am 4. Tage fängt vom Rand her die *Organisation* der Nekrose an. Capillaren beginnen einzusprossen, die von Fibrocyten und Histiocyten begleitet werden. Die einwachsenden Capillaren sind makroskopisch als roter Randsaum des anämischen Infarktes zu sehen. Die Histiocyten phagocytieren Teile der zerfallenen Muskelfasern (Abb. 12 c). Manchmal lassen sich in ihrem Zelleib noch Bruchstücke mit erhaltener Querstreifung erkennen, und oft sind sie mit dem braunen Pigment der Herzmuskelzellen, dem Lipofuscin, beladen. Das einsprossende Granulationsgewebe beginnt am Ende der 2. Woche zarte kollagene Fasern zu bilden. Das Maximum der Faserbildung wird nach 2—3 Monaten erreicht. Die kollagenen Fasern ordnen sich in der Zugrichtung der erhaltenen benachbarten Muskelfasern an (Abb. 12 d). Die junge zellreiche Narbe wird mit zunehmendem Alter immer kernärmer.

Das Granulationsgewebe räumt innerhalb von 10 Tagen eine 1 mm breite Nekrosezone ab. Wegen dieser bekannten Organisationsgeschwindigkeit läßt sich bei Infarkten im Organisationsstadium das Alter an der Breite des Granulationsgewebes ablesen. Bei einer von allen Seiten gleichen Organisationsgeschwindigkeit sollte man annehmen, daß ein transmuraler Infarkt bei einer Dicke der linken Kammerwand von 10 mm nach gut 50 Tagen vollständig organisiert sei. Zu diesem Zeitpunkt müßte vom Epikard und Endokard her (und auch von den übrigen Randpartien) das Granulationsgewebe je 5 mm weit vorgewachsen sein und sich inmitten der Kammerwand treffen. Tatsächlich dauert die Organisation sehr großer Infarkte aber länger: Während kleine Infarkte schon in einem Monat vernarbt sind, können große noch nach 2 Monaten, in extremen Fällen sogar noch nach 5 Monaten (s. S. 36) Nekrosereste im Zentrum enthalten. Dieser unerwartete Befund erklärt sich daraus, daß bei einem transmuralen Infarkt die erhaltene subendokardiale Randzone zur Organisation kaum etwas beiträgt (s. S. 41). Sie muß von den übrigen Randpartien weitgehend allein besorgt werden.

Die im Vergleich zu Wunden an anderen Körperstellen recht langsam erfolgende *Narbenbildung* im Myokard beruht wohl darauf, daß das Herz seine unermüdliche Tätigkeit auch bei einem Infarkt fortsetzen muß und daß häufig auch die Versorgung der erhaltenen Anteile des Myokards wegen einer Coronarsklerose bereits eingeschränkt ist. Vermutlich werden in Abhängigkeit von der Coronarsklerose der übrigen Äste und vielleicht auch in Abhängigkeit vom Lebensalter individuelle Unterschiede in der Abheilungsdauer auftreten.

Kleine Narben im Myokard schrumpfen mit der Zeit wie auch die meisten Narben in anderen Organen und Geweben. Eine Ausnahme scheinen aber große, transmurale Narben zu machen, deren Schrumpfung durch den fortwährenden systolischen Zug der Muskelfasern im erhaltenen Myokard verhindert wird.

7. Intramurale Thromben im Infarktgebiet

Ein Infarkt erreicht nach dem Überschreiten der Wiederbelebungszeit nicht gleich seine endgültige Größe. Aus mehreren experimentellen Untersuchungen ist bekannt, daß selbst nach 1 Std noch Randpartien überleben, die — mit Ausnahme der subendokardialen Zone — anschließend noch zugrunde gehen. Im Tierversuch erklärt sich der Untergang dieses Randstreifens vielleicht dadurch, daß nach dem Erwachen des Tieres aus der Narkose und während der Erholung von dem Eingriff die Herzarbeit allmählich wieder zunimmt und den Randzonen dabei jenes Blut entzieht, das sie anfangs miternährte.

Für den Menschen ist es bisher unbekannt, in welcher Zeitspanne ein Herzinfarkt seine endgültige Größe erreicht und wie breit der anfangs noch überlebende Randsaum ist. Hier spielen sicher mehrere Faktoren eine Rolle (Anastomosen; Schock). Bei einem großen Infarkt enthält selbst ein schmaler Randstreifen ein ansehnliches Muskelvolumen, dessen Erhaltung für das Schicksal des Herzens von Bedeutung sein kann.

Aus Tierversuchen ist gefolgert worden, daß ein Infarkt appositionell durch Störungen der Mikrozirkulation im Randgebiet wächst. BOUVIER u. Mitarb. haben dafür ursprünglich Thromben in der Randzone verantwortlich gemacht und beschrieben, daß Hunde mit fibrinolytischer Therapie kleinere Infarkte als unbehandelte Tiere haben. Der Hund ist für solche quantitativen Untersuchungen aber wenig geeignet, weil bei ihm die Infarktgröße wegen der sehr zahlreichen Coronaranastomosen (s. S. 55) sehr stark schwankt. Deshalb wählten wir als Versuchstier die Ratte, bei der keine größeren Anastomosen zwischen Kranzarterienästen vorkommen. Damit war die Möglichkeit für einen experimentellen Standardinfarkt gegeben, der in seiner Größe nur gering schwankt und deshalb bereits an einem kleineren Beobachtungsgut Aussagen über den Einfluß einer Therapie auf die Infarktgröße zuläßt

(HORT u. DA CANALIS). Unter der Behandlung mit Fibrinolytica und Anticoagulantien vermißten wir nach Ligatur der linken Kranzarterie deutliche Unterschiede in der Infarktgröße gegenüber Kontrolltieren ebenso wie nach Mikroembolien (HORT u. Mitarb., 1966). Diese Be-

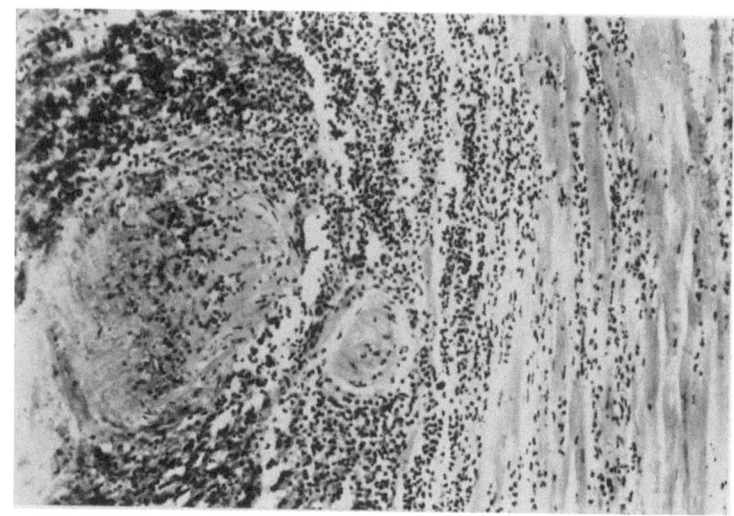

Abb. 13 a

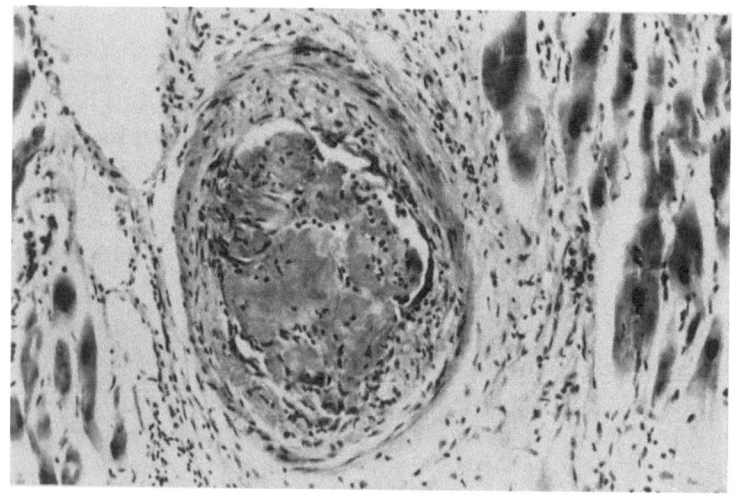

Abb. 13 b

Abb. 13. a Thromben innerhalb der Nekrose im Gebiet der leukocytären Infiltration. b Sehr selten auftretender Thrombus in einer kleinen Arterie in Nachbarschaft eines frischen Infarktes. (115× vergrößert, aus HORT, 1968)

funde sprachen gegen eine Bedeutung von Thromben im Infarktrandgebiet bei einer Ausdehnung der Nekrose. Zu demselben Ergebnis führte die mikroskopische Untersuchung: Beim Menschen und auch im Tierversuch sahen wir innerhalb des Infarktes in nekrotischen Gefäßen nicht selten Thromben, vor allem im Bereich der leukocytären Infiltration (Abb. 13 a). In der benachbarten erhaltenen Muskulatur kamen sie dagegen nur außerordentlich selten vor und fehlten in den meisten Herzen vollständig (Abb. 13 b). Daraus geht auch hervor, daß die manchmal geäußerte Auffassung nicht stimmen kann, nach der erst der Infarkt entstehen und dann von der Nekrosezone her Thromben allmählich in die Kranzarterien hochwachsen sollen. Gegen diese Meinung spricht ferner, daß Thromben in Coronararterien bei Infarkt nur eine begrenzte Größe haben und nicht bis zum Infarktgebiet reichen.

8. Die subendokardiale überlebende Randzone

Bei einem großen transmuralen Infarkt und auch bei kleineren Nekrosen in den inneren Wandschichten bleibt unter dem Endokard eine schmale Muskellage erhalten. Beim Menschen enthält sie in der linken Kammerwand 4—8 Muskelfasern und ist im Narbenstadium des Infarktes etwa 280 µ breit (LINZBACH, 1947), beim frischen Infarkt jedoch schmaler (etwa 150—200 µ, HORT, 1968 a). Auch im Tierversuch sahen wir eine allmählich entstehende Hypertrophie dieser Randzone, die vermutlich darauf beruht, daß ihre Capillaren wieder Anschluß an die Nachbarschaft gefunden haben.

Beim frischen Infarkt wird diese Zone, die oft über größere Strecken eine recht gleichmäßige Breite aufweist, durch Diffusion von der Kammerlichtung her ernährt. Der Sauerstoff dürfte der begrenzende Faktor für ihre Existenz sein, denn es fand sich, daß die überlebende Randzone beim Rechtsinfarkt deutlich schmaler war als beim Linksinfarkt. Die Differenz stand annähernd im Einklang mit der unterschiedlichen Sauerstoffsättigung im arteriellen und venösen Blut (HORT, 1968 a).

Es ist auffallend, wie breit diese Randzone im Vergleich zu den dicht angeordneten Capillaren im Myokard ist. Jede Muskelfaser liegt im Herzen des Erwachsenen sozusagen in einer Masche des Capillarnetzes und wird von 4 Capillaren umgeben. Dieses engmaschige Capillarnetz versorgt das Arbeitsmyokard und genügt auch Spitzenbeanspruchungen. Die überlebenden 4—8 subendokardialen Muskelfasern dürften sich kaum wirksam kontrahieren. Für einen vollen Arbeitsstoffwechsel ist die Ernährung durch Diffusion von der Lichtung her sicher zu gering. Vermutlich vermögen sie kaum etwas über ihren Ruhestoffwechsel Hinausgehendes zu leisten. Dafür spricht auch, daß von dieser Zone höchstens ein sehr spärliches Granulationsgewebe in des nekrotische Infarktgebiet einwächst (s. S. 38).

9. Komplikationen des Infarktes

A. Parietale Thromben

Parietale Thromben auf dem Endokard des Infarktgebietes kamen früher etwa bei jedem 2. Infarkt vor und führten nicht selten zu Embolien, vor allem im Gehirn und in der Niere. Nach der Einführung der Anticoagulantientherapie ging die Häufigkeit der parietalen Thromben stark zurück. Heute treten sie nur noch bei etwa jedem 10. Infarkt auf, und dementsprechend nahm auch die Zahl der embolischen Komplikationen ab.

Die Entstehung der parietalen Thromben ist verständlich, wenn infolge der Nekrose eine starke Begleitentzündung des Endokards eintritt. Oft genug fehlt sie jedoch, und die Läsion des Endokards, die zur Thrombenbildung führt, bleibt dem Mikroskop verborgen.

B. Herzruptur

Eine Herzruptur ist die am meisten gefürchtete Komplikation eines Herzinfarktes, weil sie fast sicher zum Tode führt. Sie tritt bei etwa 5—10% der Infarkte auf. Der Riß liegt meist im freien Anteil der linken Kammerwand, entsprechend der dort häufigen Infarktlokalisation. Wenn das Blut in den nur in Grenzen dehnbaren Herzbeutel einströmt, kommt es schnell zur tödlichen Herzbeuteltamponade. Seltener rupturiert das Kammerseptum, und eine akute Rechtsinsuffizienz ist die Folge.

Die Entstehungsbedingungen der Herzruptur sind bisher nur unzureichend bekannt. Einer Hypertonie wird gern eine Bedeutung beigemessen. In unserem Beobachtungsgut (HOTES u. HORT) stimmten die Gewichte der Rupturherzen aber — wie auch bei SCHOENMACKERS — gut mit den Infarktherzen ohne Ruptur überein. Für Männer ergab sich in beiden Gruppen ein Durchschnittswert von 500 g. Er unterstreicht die schon lange bekannte Tatsache, daß ein Infarkt sich gewöhnlich in einem hypertrophierten Herzen ereignet. Die fehlenden Gewichtsdifferenzen in beiden Gruppen sprechen gegen eine führende Rolle der Hypertonie bei der Rupturentstehung, vorausgesetzt, daß die Drucke sich nach Infarkteintritt wie zuvor verhalten. Manchmal mag eine Hypertonie vielleicht von Bedeutung sein, so z.B. in jenen seltenen Fällen, bei denen sich die Ruptur im Anschluß an eine heftige Gemütsbewegung einstellt. So soll Philipp V von Spanien einer Herzruptur erlegen sein, als er 1746 im Österreichischen Erbfolgekrieg die Nachricht von der Niederlage in der Schlacht bei Piacenza erhielt.

Eine Herzruptur tritt auf, bevor der Infarkt vernarbt ist. Am häufigsten stellt sie sich zwischen dem 3.—10. Tag ein (s. LAUTSCH u. LANKS). Bei der Altersbestimmung ergibt sich, wie auch sonst bei Infarkten, nicht selten eine Diskrepanz zwischen dem klinischen Bild und dem pathologischen Befund. Öfter kommt es vor, daß der Infarktbeginn klinisch stumm bleibt und die Ruptur den Patienten scheinbar wie ein Blitz aus heiterem Himmel überfällt. Die mikroskopische Untersuchung deckt dann in der Regel einen mehrere Tage alten Infarkt auf.

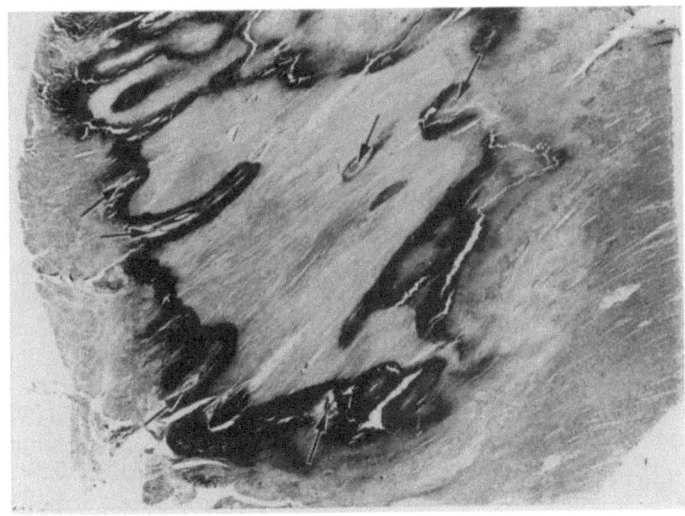

Abb. 14 a

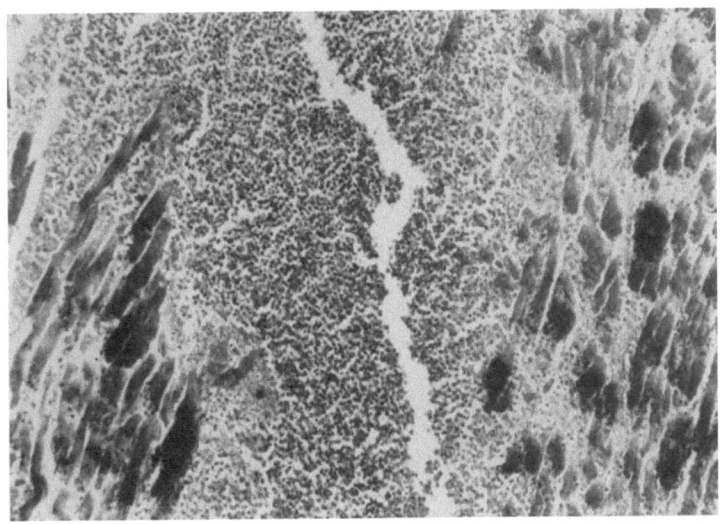

Abb. 14 b

Abb. 14. a Großer kompakter Herzinfarkt mit leukocytärem Randsaum (deutlich gefärbt). Die Pfeile markieren Arterien (Großschnitt, HE-Färbung, 1,6× vergrößert; aus HORT u. Mitarb., 1968). b Mikroruptur im Gebiet des leukocytären Randsaumes bei einem 2 Tage alten Infarkt. (115× vergrößert; aus HORT, 1968)

Meist ist er bei einer Herzruptur besonders groß und häufig transmural. Oft läßt sich ein allmähliches Fortschreiten des Risses aus dem mikroskopischen Bild ablesen.

Die kollagenen Fasern im Myokard verhindern im Experiment als zugfeste Elemente selbst bei extrem hohen Füllungsdrucken eine Zerreißung des Herzens. Auf der Suche nach Faktoren, die zur Schädigung der kollagenen Fasern als Wegbereiter der Herzruptur führen können, stießen wir auf unerwartet zahlreiche Einschmelzungsherde in der von Leukocyten infiltrierten Randzone der Nekrose (Abb. 14a und b). In diesen Einschmelzungsherden sind nicht nur die Muskelzellen, sondern auch die kollagenen Fasern zerstört. Der Gedanke liegt nahe und ist auch schon von BÜCHNER geäußert worden, daß diese Mikrorupturen die tödliche Herzruptur begünstigen und einleiten können. Hinzu kommt, daß auch der Häufigkeitsgipfel von Mikro- und Makrorupturen zeitlich recht gut übereinstimmt: Die Ruptur erfolgt meist zu einem Zeitpunkt, in dem die Organisation noch nicht oder gerade erst begonnen hat und die leukocytäre Infiltration stark ausgeprägt ist.

Zu den vielen ungelösten Fragen bei der Herzruptur gehört auch, warum sie relativ selten ist (5—10%, s. o.), während Mikrorupturen sehr oft auftreten. Wir beobachteten sie bei jedem 2. großen, tödlichen Herzinfarkt im Stadium der ausgeprägten leukocytären Randinfiltration (3.—6. Tag).

C. Herzwandaneurysma

Auch die Entstehungsbedingungen des Herzwandaneurysmas sind noch nicht befriedigend geklärt. Es ist noch nicht sicher bekannt, ob eine frühzeitige starke Belastung seine Ausbildung begünstigt. Die Ergebnisse von Tierversuchen sind uneinheitlich.

Ein Aneurysma buckelt sich in der Regel während des Lebens und auch am totenstarren Herzen über die Oberfläche vor. Wenn am totenstarren Herzen die dünne Narbe zwar der Kontur der übrigen Kammerwand folgt, der Ventrikel an dieser Stelle aber wegen des Muskeldefektes deutlich ausgeweitet ist, spricht man von einem inneren Aneurysma, das für die Hämodynamik weniger gefährlich ist als die äußeren Aneurysmen.

Große Infarktnarben sind nicht vollständig starr. Tierexperimentell fanden wir sogar eine deutliche Dehnbarkeit, der mikroskopisch zahlreiche neugebildete elastische Fasern zugrunde lagen (HORT u. Mitarb., 1964). Auch in menschlichen Infarktnarben sind elastische Fasern nachgewiesen worden, besonders im Zentrum größerer Schwielen. Die Dehnbarkeit einer großen Infarkt- oder Aneurysmanarbe bedeutet eine zusätzliche Belastung für das Herz. Während der Systole wird sie vergrößert und verschluckt durch diese paradoxe Bewegung einen Teil des Blutes, der dadurch der Austreibung entzogen wird. Durch diese paradoxe Systole können ähnliche hämodynamische Verhältnisse wie bei einer Mitralinsuffizienz entstehen.

Hinzu kommt, daß Herzen bei lange bestehendem Aneurysma oft mit einem besonders großen Restblut arbeiten. Der übriggebliebene Anteil des Herzmuskels muß dann nicht nur für den ausgefallenen Infarktbezirk einspringen, sondern auch noch unter den ungünstigen mechanischen Bedingungen des dilatierten Herzens arbeiten, das eine um so höhere Spannkraft entwickeln muß, je stärker es erweitert ist (s. LINZBACH, 1960). Diese vermehrten Anforderungen spiegeln sich in einer weiteren Zunahme des Herzgewichtes wider: Das Durchschnittsgewicht von 500 g für Infarktherzen bei Männern wird deutlich überschritten (HOTES u. HORT). So ist es nicht verwunderlich, daß die Mortalität bei Patienten mit chronischen Herzwandaneurysmen deutlich größer ist als bei Infarktpatienten ohne Aneurysmen.

Die lebensbedrohende Insuffizienz beim chronischen Herzwandaneurysma kann der Thoraxchirurg bei geeigneten Patienten durch eine Ausschneidung des Aneurysmasackes beseitigen. Das verkleinerte Herz arbeitet dann wieder unter ähnlichen Bedingungen wie das normale und manche der operierten Patienten konnten wieder in ihren Beruf zurückkehren (s. LILLEHEI u. Mitarb.).

Eine *Infarktektomie* könnte in Zukunft auch beim frischen Infarkt eine gewisse Bedeutung erlangen. Aus Tierversuchen (MURRAY) ist bekannt, daß bei großen Infarkten die Überlebensrate erheblich ansteigt, wenn gleich nach dem Unterbinden der Kranzarterie der betroffene Myokardbezirk reseziert wird. Bei sehr großen Infarkten und bei nicht dilatierten Herzen kann es dabei nötig sein, im Resektionsgebiet einen Patch einzunähen, um eine zu starke Verkleinerung des Herzens mit bedrohlicher Verminderung des Schlagvolumens zu verhindern. Die günstigen Ergebnisse im Tierexperiment werden auf das Ausschalten der paradoxen Systole und die Entstehung ektopischer Reizbildner bezogen, die für das oft tödliche Kammerflimmern bei diesen Infarkten verantwortlich gemacht werden. Über erste Erfahrungen der Frühresektion bei menschlichen Infarkten berichteten HEIMBECKER u. Mitarb. Von 4 operierten Patienten mit unbeeinflußbarem Kreislaufkollaps verstarben 3, die alle eine Septumruptur erlitten hatten, einer ohne Septumruptur überlebte.

Literatur

BAJUSZ, E., and G. JASMIN: Histochemically demonstrable phosphorylase as an early index of anoxic myocardial damage. Experientia (Basel) **20**, 373—374 (1964).

BOUVIER, C. A., P. RUEGSEGGER, and J. NYDICK: Histological study of the effect of fibrinolytic enzyme on the evolution of an experimental infarct of the dog. Helv. med. Acta **27**, 656—664 (1960).

BÜCHNER, F.: Spezielle Pathologie, 3. Aufl., S. 33. München u. Berlin: Urban & Schwarzenberg 1960.

DAVID, H.: Elektronenmikroskopische Organpathologie. Das Herz, S. 574—603. Berlin: VEB Verlag Volk und Gesundheit 1967.

Dittrich, H.: Untersuchungen über den Kalium-, Natrium- und Wassergehalt an Leichenherzen bei Herzinsuffizienz und Myokardinfarkt. Beitr. path. Anat. 121, 426—436 (1959).

Hecht, A.: Fermenthistochemische Frühveränderungen beim experimentellen Herzinfarkt. Virchows Arch. path. Anat. 337, 414—424 (1964).

Heimbecker, O., G. Lemire, and Ch. Chen: Surgery for massive myocardial infarction. An experimental study of emergency infarctectomy with a preliminary report on the clinical application. Circulation 37, 3 (1968).

Hort, W.: Ventrikeldilatation und Muskelfaserdehnung als früheste morphologische Befunde beim Herzinfarkt. Virchows Arch. path. Anat. 339, 72—82 (1965).

— Capillarisation of the myocardium under normal and pathological conditions. In: Oxygen transport in blood and tissue. Ed. D.-W. Lübbers, U. C. Luft, G. Thews, and E. Witzleb. Stuttgart: Thieme 1968, S. 150—158.

— Mikroskopische Beobachtungen an menschlichen Infarktherzen. Virchows Arch. Abt. A Path. Anat. 345, 61—70 (1968).

—, u. Sp. Da Canalis: Untersuchungen an Rattenherzen mit Dauerligatur der linken Kranzarterie unter besonderer Berücksichtigung der Infarktgröße. Virchows Arch. path. Anat. 339, 53—60 (1965).

— — u. H. J. Just: Untersuchungen bei chronischem experimentellen Herzinfarkt. Arch. Kreisl.-Forsch. 44, 288—299 (1964).

—, H. Poliwoda, S. Da Canalis u. J. Knigge: Untersuchungen über den Einfluß von Anticoagulantien und Fibrinolytica auf die Größe von Mikroinfarkten im Rattenherzen. Klin. Wschr. 44, 215—218 (1966).

Hotes, C., u. W. Hort: Herzgewichte bei frischen und vernarbten Infarkten, bei Herzruptur und Herzwandaneurysma. Z. Kreisl.-Forsch. 57, 1040—1049 (1968).

Jennings, R. B., R. Crout, and G. W. Smetters: Studies on distribution and localisation of potassium in early myocardial ischemic injury. Arch. Path. 63, 586—592 (1957).

Jestädt, R., u. W. Sandritter: Erfahrungen mit der TTC-Reaktion für die pathologisch-anatomische Diagnose des frischen Herzinfarktes. Z. Kreisl.-Forsch. 48, 802—809 (1959).

Korb, G., u. G. Knorr: Vergleichende licht- und fluorescenzmikroskopische Untersuchungen frischer Herzmuskelschäden beim Menschen. Virchows Arch. path. Anat. 335, 159—164 (1962).

Krug, A.: Der Frühnachweis des Herzinfarktes durch Bestimmung der Wasserstoffionenkonzentration im Herzmuskel mit Indikatorpapier. Virchows Arch. path. Anat. 338, 339 (1965).

Lautsch, E. V., and K. W. Lanks: Pathogenesis of cardiac rupture. Arch. Path. 84, 264—271 (1967).

Lillehei, C. W., M. J. Levi, R. A. De Wall, and H. E. Warden: Resection of myocardial aneurysms after infarction during temporary cardiopulmonary bypass. Circulation 26, 206—217 (1962).

Linzbach, A. J.: Das ökonomische Prinzip in der Sauerstoffversorgung der Nieren, des Herzens und des Stützgewebes. Z. ges. inn. Med. 2, 144 (1947).

— Die pathologische Anatomie der Herzinsuffizienz. In: Handb. der Inneren Medizin. 4. Aufl., IX. Bd./1. Teil. S. 706—800. Berlin-Göttingen-Heidelberg: Springer 1960.

—, u. M. Linzbach: Die Herzdilatation. Klin. Wschr. 1951, 621.

Mallory, G. K., P. D. White, and J. Salcedo-Salgar: The speed of healing of myocardial infarction. A study of the pathologic anatomy in 72 cases. Amer. Heart J. 18, 647—671 (1939).

MÖLBERT, E.: Die Herzmuskelzelle nach akuter Oxydationshemmung im elektronenmikroskopischen Bild. Beitr. path. Anat. **118**, 421—435 (1957).

MURRAY, G.: The pathophysiology of the cause of death from coronary thrombosis. Ann. Surg. **126**, 523 (1947).

OPITZ, E., u. M. SCHNEIDER: Über die Sauerstoffversorgung des Gehirns und den Mechanismus von Mangelwirkungen. Ergebn. Physiol. **46**, 125 (1950).

POLEY, R. W., C. D. FOBES, and M. J. HALL: Fuchsinophilia in early myocardial infarction. (A method for the demonstration of early myocardial infarction using acid fuchsin staining.) Arch. Path. **77**, 325—329 (1964).

SAVRANOGLU, N., R. J. BOUCEK, and G. G. CASTEN: The extent of reversibility of myocardial ischemia in dogs. Amer. Heart J. **58**, 726—731 (1959).

SCHOENMACKERS, J.: Über die Herzruptur, Arterien-, Venen- und Myokardveränderungen. Arch. Kreisl.-Forsch. **54**, 1—26 (1967).

V. Kollateralenentwicklung an den Kranzarterien im Tierexperiment

W. MEESMANN und F.-W. SCHULZ

Ob ein Verschluß einer Kranzarterie zum Myokardinfarkt und in letzter Konsequenz zum Tode des Individuum führt, hängt ab: 1. von der Größe des verschlossenen Gefäßes, 2. von der Entstehungszeit des Verschlusses (langsam oder schnell), 3. vom Zustand der anderen, nicht vom Verschluß betroffenen Kranzgefäße und 4. von der Existenz eines funktionsfähigen Kollateralkreislaufes.

Angesichts der vielen ungelösten Probleme bei der Entstehung der stenosierenden Coronarsklerose und des Fehlens einer erfolgreichen kausalen Therapie liegt ein wesentlicher Teil des therapeutischen Bemühens in der Prophylaxe. Als eine der Möglichkeiten erscheint dabei die Provokation einer Kollateralenentwicklung, die ausreicht, den bei akutem Coronarverschluß bedrohten Herzmuskelbezirk vor dem Untergang zu bewahren.

Zu vielen Fragen der Funktion und Morphologie der Kollateralen und deren Entwicklung haben tierexperimentelle Untersuchungen wertvolle Beiträge liefern können.

1. Anatomie

Historisches: Die jahrhundertealte Auffassung, daß die Coronararterien zwei senkrecht aufeinanderstehende kommunizierende Kreis- bzw. Halbkreissysteme bilden, welche in den großen Herzfurchen verlaufen, erfuhr 1708 durch THEBESIUS' erste Beschreibung frei durchgängiger intercoronarer Anastomosen beim Menschen eine Differenzierung. Diese Beobachtungen wurden in der Folgezeit in großem Umfange bestätigt. Allerdings hat es Ende des 19. Jahrhunderts nicht an Gegenstimmen gefehlt, die die Coronararterien und ihre Äste für *Endarterien* erklärten, welche lediglich im Capillarbereich miteinander in Verbindung stünden (Literatur bei VASTESAEGER u. Mitarb., 1957). Seit SPALTEHOLZ' Monographie „Die Arterien der Herzwand" (1924) wird jedoch grundsätzlich die Existenz intercoronarer Anastomosen an normalen Menschen- und Säugetierherzen anerkannt (siehe Tabelle 1).

Begriffe: An der anatomischen Existenz präformierter *Kollateralgefäße* besteht kein Zweifel. Funktionell, d. h. für das Zustandekommen einer Kollateralzirkulation, sind sie jedoch bedeutungslos, so daß die

Tabelle 1. *Größe und Häufigkeit von präexistenten Kollateralen (= Spontankollateralen) und Kollateralen unter pathologischen Bedingungen beim Menschen.* (Nach SCHAPER, 1967)

Autor	Jahr	Größe der Kollateralen am Herzen beim		Häufigkeit der Kollateralen am Herzen (% der Fälle)		Gesamtzahl der Fälle
		Gesunden	Coronarkranken	Gesunde	Coronarkranke	
SCHLESINGER	1938	40 μ und weniger	40—2000 μ	10%	61%	38
ZOLL u. Mitarb.	1951			9%	89—100%	1050
RAVIN u. GEEVER	1946	40 μ und weniger	40—2000 μ	22% des Gesamtkollektivs		166
PITT	1959	40 μ und weniger		6%	bis zu 100%	75
BAROLDI	1956	20—350 μ	1700—2000 μ	100%	100%	56
LAURIE u. WOODS	1958			75%	23%	150
VASTESAEGER u. Mitarb.	1958	bis zu 1000 μ	1000 μ	80%	80%	120
BELLMANN u. FRANK	1958	bis zu 200 μ				8
PRINZMETAL	1947	bis zu 170 μ				
GIESE	1958	100—200 μ	250 μ und mehr	ungefähr 50%	41%	71
FULTON	1963	20—200 μ	200 μ und mehr	100%	100%	59
JAMES	1961	größer als 300 μ	größer als 1000 μ	100%	100%	106
GÖMÖRI	1965	40—100 μ	40—100 μ	mehr als 50%	mehr als 50%	128

Coronararterien als *funktionelle Endarterien* bezeichnet werden. Unter *Kollateralenentwicklung* ist die Entwicklung der präformierten zu funktionell bedeutsamen Kollateralen zu verstehen. — Eine Neusprossung von Gefäßen kommt nur unter besonderen pathologischen Bedingungen vor (siehe unter transepikardiale Kollateralen). — Der Blutfluß in einem solchen als Alternative oder Ersatz zu einem anderen Gefäß entwickelten Kollateralgefäß oder Gefäßnetz wird als *Kollateralfluß* (kollaterale Zirkulation) bezeichnet. Er hat einen bestimmten *Druckgradienten* zur Voraussetzung. Mit GREGG (1963, 1966), BLOOR u. Mitarb. (1965) u. a. lassen sich am Herzen nach ihrem Verlauf vier Arten von Kollateralgefäßen unterscheiden: 1. transepikardiale, 2. retroperikardiale, 3. endomurale, 4. intra- und intercoronare. Die ersten beiden bilden die Gruppe der extrakardialen, die letzten beiden die Gruppe der intrakardialen Kollateralgefäße. Die transepikardialen Gefäße müssen in jedem Fall neu entstehen, während die übrigen drei Arten präformiert sind.

Für die Verbesserung der Blutversorgung des von Ischämie bedrohten Herzmuskels sind die endomuralen Gefäße bedeutungslos, die transepikardialen und retroperikardialen von begrenztem Wert für chirurgische Maßnahmen, während die inter- und intracoronaren Kollateralen im allgemeinen die entscheidende Bedeutung haben.

A. Transepikardiale Kollateralen

Sie entstehen spontan nach entzündlichen Prozessen in adhärentem Granulationsgewebe zwischen Epikard und Umgebung. Diese Tatsache wird experimentell und therapeutisch genutzt, indem künstlich solche Adhäsionen geschaffen werden: durch mechanisches Trauma, Fremdkörperreiz, Bestrahlung, Fixierung von Omentum, Lunge und anderen Geweben an das Epikard. In allen diesen Fällen handelt es sich um Gefäßneubildungen. Ferner werden Nachbararterien in das Myokard implantiert oder direkt mit Coronargefäßen anastomosiert. Einen Sonderfall bildet die sogenannte Becksche Operation, wobei ein arteriovenöser Shunt zwischen Aorta und Sinus coronarius gebildet wird, in der Absicht, einen Teil des coronarvenösen Strombettes für eine Kollateralzirkulation nutzen zu können. Die Erfolge all dieser Maßnahmen sind meist nicht sehr ermutigend, außerdem verbietet sich eine breite Anwendung (Literatur bei BLOOR u. Mitarb., 1965).

B. Retroperikardiale Kollateralen

Sie sind Verbindungen zwischen den Coronararterien und den Arterien der Bronchien und des Mediastinums. Sie leiten sich häufig von den Vasa vasorum der großen Gefäße ab und werden sowohl bei verschiedenen Tierspecies als auch gelegentlich beim Menschen beobachtet. Für die Aufrechterhaltung eines adäquaten Kollateralflusses unter normalen und pathologischen Bedingungen scheinen sie keine wesentliche Bedeutung zu haben (ZOLL u. Mitarb., 1951), (s. S. 71 im nächsten Kapitel).

C. Endomurale Kollateralen

Diese Gefäße sind keine Kollateralen im eigentlichen Sinne, da sie mit den Herzhöhlen kommunizieren. Sie lassen sich in a) arterioluminale und b) Thebesiussche Gefäße unterteilen. Für eine Kollateralzirkulation kommen sie wahrscheinlich nicht in Frage.

D. Intra- und interarterielle Kollateralen

Nach SPALTEHOLZ (1924) heißen die Verbindungen zwischen zwei Ästen derselben Arterie „Kollateralen" und zwischen zwei verschiedenen Arterien „Anastomosen". (Die beiden Hauptstämme der linken Kranzarterie, der Ramus circumflexus und der Ramus descendens, werden in diesem Zusammenhang als zwei voneinander verschiedene Arterien angesehen. Sie entspringen gelegentlich auch isoliert aus der Aorta.) Die Begriffe werden in der zeitgenössischen deutschen, französischen und angloamerikanischen Literatur synonym verwendet, so daß man nun häufig zur besseren Unterscheidung von intra- bzw. intercoronaren Kollateralen oder Anastomosen spricht, wobei die intracoronaren Kollateralen den Spalteholzschen „Kollateralen" und die intercoronaren Kollateralen den „Anastomosen" entsprechen.

Wie aus Tabelle 1 ersichtlich, schwanken die Angaben über die Größe und die Häufigkeit der Spontankollateralen beim Menschen beträchtlich (zwischen 20 μ und 1000 μ Durchmesser und 6% und 100% der untersuchten Fälle!). Bei den Tieren divergieren die Angaben in ähnlicher Weise. Für die verschiedenen Befunde bezüglich Größe, Anzahl und Häufigkeit der Kollateralgefäße sind die Unterschiede in der Untersuchungstechnik, der Auswahl des Untersuchungsgutes (je nachdem, ob es sich um präexistente oder fortentwickelte Kollateralen handelt) und der Interpretation verantwortlich. Es darf heute als gesichert gelten, daß *präexistente Kollateralen* beim Menschen und Hund fast immer, zu einem gewissen Prozentsatz auch bei anderen Säugetieren, vorkommen. Ihr Durchmesser beträgt zwischen 20 μ und 300 μ. Die überwiegende Mehrzahl dieser Gefäße liegt mithin im Arteriolenbereich, wofür auch die histologischen Befunde sprechen.

2. Funktion präexistenter Kollateralen

Die Folgen des akuten Verschlusses einer größeren Arterie des sonst intakten Coronargefäßsystems (akute Ligatur im Tierexperiment) zeigen, daß ein unentwickeltes präexistentes Kollateralensystem nicht in der Lage ist, einen adäquaten Kollateralfluß zu gewährleisten und einen Myokardinfarkt zu verhindern. Die funktionelle, d. h. *protektive Bedeutung* des präexistenten Kollateralennetzes ist also gering. Nach

Tabelle 2. *Größe und Häufigkeit von präexistenten Kollateralen (= Spontankollateralen) bei verschiedenen Tierspecies* (Literatur bei BLUMGART u. Mitarb. 1950; MEESMANN u. Mitarb., 1966, 1969; SCHAPER, 1967; VASTESAEGER u. Mitarb. 1957)

Autor	Jahr	Tier-species	Gesamt-zahl	% der Tiere mit Kollateralen	Größe der Kollateralen	Häufig-keit je Herz [a]	Untersuchungs-technik [b]
MOORE	1930	Hund	63	95	?	b—c	A
PIANETTO	1939	Hund	31	reichlich	$> 40\,\mu$	c	A
ECKSTEIN	1954	Hund	25	keine Zahlen			
				41	$> 40\,\mu$	a—c	A
VASTESAEGER u. Mitarb.	1957	Hund	3	100	$> 50\,\mu$	a—b	P+A
BELLMANN u. Mitarb.	1958	Hund	28	100	40—$150\,\mu$	c	A
MEESMANN u. Mitarb.	1966	Hund	15	53	$> 40\,\mu$	a	A
SCHAPER	1967	Hund	9	11	?	a	A
MEESMANN u. Mitarb.	1969	Hund	181	74	$> 40\,\mu$	a—c	A
BLUMGART u. Mitarb.	1950	Schwein	55	2	$> 40\,\mu$	a	A
ECKSTEIN	1954	Schwein	12	—	$> 40\,\mu$		A
VASTESAEGER	1957	Schwein	50	86	$> 50\,\mu$	b	P+A
PAUL u. Mitarb.	1957	Schwein	161	2	$> 50\,\mu$	a—c	A
BELLMANN u. Mitarb.	1958	Schwein	19	73	20—$60\,\mu$	a	A
Lumb u. Mitarb.	1963	Schwein	10	70	$> 40\,\mu$	a	A
HALMAGYI u. Mitarb.	1967	Schwein	9	22	$100\,\mu$	a	A
BELLMANN u. Mitarb.	1958	Kaninchen	10	30	20—$30\,\mu$	a	A
SCHMITT u. Mitarb.	1967	Kaninchen	10	—	?	—	Injektion/Korrosion
VASTESAEGER u. Mitarb.	1957	Schaf	20	55	$> 50\,\mu$	a	P+A
VASTESAEGER u. Mitarb.	1957	Kalb	6	100	$> 50\,\mu$	c	P+A
VASTESAEGER u. Mitarb.	1957	Pferd	3	100	$> 50\,\mu$	a	P+A
BELLMANN u. Mitarb.	1958	Ratte	21	—	$20\,\mu$	—	A
MARKOVITCH u. Mitarb.	1968	Katze	10	100 [c]	30—$37\,\mu$	?	P (Mikrosphären)
MARKOVITCH u. Mitarb.	1968	Katze	10	20 [d]	30—$37\,\mu$	?	P (Mikrosphären)
MARKOVITCH u. Mitarb.	1968	Katze	10	40 [e]	30—$37\,\mu$	?	P (Mikrosphären)

Fußnoten siehe gegenüberliegende Seite.

heutiger Ansicht sind die präexistenten Kollateralen zum überwiegenden Teil nichts anderes als Arteriolen, und zwar die kürzeste Verbindung in dem arteriolären Netzwerk zwischen zwei benachbarten Arterien, und sie haben unter normalen Umständen auch nur die Funktion von Arteriolen, nämlich das Capillarbett mit Blut zu versorgen (Literatur bei SCHAPER, 1967). Damit läßt sich auch zwanglos die Vorstellung vereinbaren, daß im Ablauf einer normalen Herzaktion im Gefäßsystem auftretende minimale Druckunterschiede (Druckgradienten) in diesen präexistenten Kollateralnetzen zu einer angedeuteten Kollateralzirkulation führen können.

3. Nachweismethoden

Die im folgenden besprochenen Methoden beziehen sich auf den Nachweis sowohl der präexistenten als auch der voll entwickelten Kollateralgefäße.

A. Morphologische Methoden

Die älteste und einfachste ist die Präparation und Sektion der Coronararterien und ihrer feinen Verzweigungen. Sie ist an menschlichen und tierischen Herzen durchgeführt und später durch Injektionen verschiedenster Materialien (sogenannte Perfusionstechniken) ergänzt worden. Es wurden verwendet: Wasser, Luft, Talg, Wachs, Öle, Terpentin, Farben, Tinten, Stärke, Bakterien, Quecksilber, Eisen, Wismut-, Blei- und Bariumverbindungen, moderne Röntgenkontrastmittel, kleine Glaskugeln, radioaktive Erythrocyten, Celloidin, Gelatine, Latex und flüssiges Nylon, Polyvinylchlorid und moderne Gießharze (Literatur bei ZOLL u. Mitarb., 1951). Methoden, bei denen mit wäßrigen Lösungen und Suspensionen feinst verteilter Partikel (z. B. Tusche) gearbeitet wird, sind unbrauchbar: die injizierte Lösung erscheint zwar in den Nachbararterien, passiert aber die Capillaren, was am venösen Austritt zu erkennen ist. Es kann so nicht entschieden werden, ob die Anastomo-

---

Fußnoten von Tab. 2, Seite 52.

[a] a = vereinzelt ausgeprägte Kollateralen; b = mäßig ausgeprägte Kollateralen; c = reichlich ausgeprägte Kollateralen.

Nota bene: diese anatomischen Befunde allein ermöglichen keine Rückschlüsse auf die Funktion der Kollateralen (siehe Text!).

[b] A = Angiographie; P = Perfusion.

[c] Am stillgelegten Herzen, vor Eintritt des Rigor mortis, Perfusion bei $37°$ C.

[d] Während Rigor mortis, Perfusion bei $21°$ C.

[e] Während Rigor mortis, Perfusion bei $37°$ C.

Übereinstimmend findet sich in allen einschlägigen Untersuchungen eine Zunahme von Größe und Häufigkeit der Kollateralen bei den meisten Tierspecies unter bestimmten experimentellen Bedingungen (langsame Obstruktion einer Coronararterie, Anämie, Training, Behandlung mit bestimmten Coronardilatatoren) (siehe Text).

sen im arteriellen, arteriolären oder nur im capillären Bereich vorhanden sind. Zur Injektion sind deshalb nur Mittel geeignet, die sicher nicht die Capillaren passieren. Die heute gebräuchlichsten Verfahren sind die *postmortale Mikroangiographie* (SCHLESINGER), seither zahlreiche Modifikationen (Literatur bei FULTON, 1965), die *Korrosionsmethode*, Herstellung von Negativabgüssen des Gefäßsystems mit Latex, Gießharz (Araldit) und anderen Kunststoffen (Übersicht bei SCHAPER, 1967) und die *histologische Untersuchung*, meist in Kombination mit einer der beiden vorerwähnten Techniken. Die Ergebnisse hängen sehr von der jeweils angewendeten Untersuchungstechnik ab. Es spielen dabei eine wesentliche Rolle: 1. der Zustand des untersuchten Herzens (frisch, totenstarr, nach gelöster Totenstarre, Temperatur, intaktes oder morphologisch verändertes Gefäßsystem), 2. Art und Beschaffenheit des Injektionsmaterials (Partikelgröße, Viscosität, Temperatur), 3. Injektionstechnik (welche Druckhöhe, wie lange, konstant oder inkonstant, selektive oder simultane Füllung der Hauptstämme der Coronararterien), 4. Art des Filmmaterials und der Aufnahmetechnik (Filmempfindlichkeit, zweidimensionale oder stereoskopische Aufnahmen am intakten oder sezierten Herzen, welches in Flüssigkeit suspendiert ist oder nicht). Unter Berücksichtigung der technischen Besonderheiten und der methodischen Grenzen dieser Techniken läßt sich sagen, daß die morphologisch-anatomischen Verfahren zwar ein Bild von Ausmaß, Größe und topographischer Verteilung eines Kollateralnetzes liefern, auf seine *funktionelle* Bedeutung (Ausmaß und Richtung eines möglichen Kollateralflusses) jedoch nicht ohne weiteres schließen lassen.

Die intravitale Kineangiographie läßt funktionelle Rückschlüsse in bezug auf die Kollateralen nur bei besonders ausgeprägten pathologisch-morphologischen Veränderungen am Coronargefäßsystem zu. Am intakten Coronarsystem ist auf diese Weise keine Aussage über Funktion und Morphologie der Kollateralen möglich.

B. Funktionelle Methoden

Die blutige Messung des *retrograden Flusses* (das ist die Blutmenge pro Zeiteinheit, die nach Unterbindung und Durchschneidung einer größeren Arterie aus dem distalen Stumpf austritt) wurde 1928 eingeführt und seither vielfach untersucht (Literatur bei GREGG, 1963, 1966). Da die Meßmethode selbst die zu messende Größe beeinflußt (der Strömungswiderstand an der Austrittsstelle ist praktisch gleich Null), ist der blutig gemessene retrograde Fluß nicht mit dem tatsächlichen, ohne dieses Meßverfahren veränderten kollateralen Fluß identisch. Der letztere wird um 10—20% überschätzt (ECKSTEIN u. GREGG; Literatur bei GREGG, 1963, 1966). In letzter Zeit wird zur Ermittlung eines Kollateralflusses die unterschiedliche *Radioisotopenclearance* in normalem und infarziertem Herzmuskelbezirk angewendet (^{86}Rb, ^{85}Kr,

^{133}Xe). Dabei finden sich häufig noch höhere Werte als bei der blutigen Messung des retrograden Flusses. Vielfach liegt dies an methodischen und strömungstechnischen Besonderheiten, so daß erst nach entsprechender Korrektur die Werte vergleichbar sind. Die Clearancemethoden sind jedoch aufwendig und nicht universell anwendbar (Literatur bei BLOOR u. Mitarb., 1965; JOHANNSON u. Mitarb., 1966). Die Messung der Zunahme des Flusses in nicht verschlossenen Nachbararterien, die Thermometrie und die Bestimmung des pO_2 im Gewebe liefern indirekte Hinweise auf den Kollateralfluß. Der *retrograde Druck* (back pressure, peripheral coronary pressure), ist der Druck in einer Coronararterie distal von der Verschlußstelle. Der relative back pressure (Quotient aus gemessenem back pressure und Aortendruck) ist unabhängig vom aktuellen Perfusionsdruck und kann als funktioneller Index für die Entwicklung und Funktion einer Kollateralzirkulation herangezogen werden. Der Vorteil dieser Methode ist, daß sie unter akuten und chronischen Bedingungen gleich gut anzuwenden ist und den zu messenden Parameter nicht beeinflußt (weitere Einzelheiten bei SCHAPER, 1967).

Aus den Folgen des *akuten Verschlusses* (akute Ligatur) einer größeren Coronararterie läßt sich ersehen, ob ein Kollateralnetz im Bedarfsfalle einen wirksamen Kollateralfluß gewährleistet und mithin von protektiver Bedeutung ist. Als Parameter dienen: Mortalität bzw. Überlebensquote, Überlebensdauer, Ausmaß des Infarktbezirkes, hämodynamische, elektrokardiographische und biochemische Veränderungen. Die akute Ligatur wird besonders häufig angewendet zum Vergleich zwischen unbehandelten und behandelten Kollektiven, um die Effektivität von Maßnahmen zur gesteigerten Kollateralenentwicklung zu beurteilen. Die Ergebnisse (schon bei den unbehandelten Tieren) divergieren beträchtlich. Gründe hierfür sind: 1. Specieseigentümliche Besonderheiten der Coronararterien: Hundeherzen haben vorwiegend einen Linksversorgungstyp, das Septum interventriculare wird ferner von einer meist aus dem Ramus descendens entspringenden gesonderten Septumarterie versorgt (BLAIR, 1961). Schweine haben einen dem Menschen ähnlichen Versorgungstyp, außerdem erhält der obere Teil des Septums und des Reizleitungssystems sein Blut aus der rechten Kranzarterie. Funktionell wirksame Spontankollateralen sind beim Hund weitaus häufiger als beim Schwein. Es ist aber nicht nur bedeutsam, bei welchem Tier welche Arterie, sondern auch wo diese unterbunden wird. Es ist einleuchtend, daß bei peripherer Unterbindung oder isolierter Unterbindung des Ramus descendens andere (geringere) Folgen beobachtet werden als bei proximaler Unterbindung oder gleichzeitiger Ligatur von Ramus descendens und Septumarterie. Hieraus erklärt sich ein großer Teil der Unterschiede in der Mortalitätsquote nach Unterbindung des Ramus descendens beim Hund: diese schwankt in den Literaturangaben zwischen 10% und 100%! 2. Das Ausmaß präexistenter, funktionell bedeutsamer Kollateralen ist aber nicht nur speciesabhängig, sondern wird auch in starkem Maße von Rasse, Haltung und Zustand der Tiere innerhalb einer Species bestimmt. Dies wird ebenso, gleiche Unterbindungstechnik vorausgesetzt, zu unterschiedlichen Mortalitätsquoten führen wie 3. der Zustand der Tiere während des Eingriffs: Art und Dauer der Narkose, Hämatokrit, Hb (hohe Blutverluste), Beatmung (arterielles Blut: pCO_2 und O_2-Sättigung), Elektrolytbestand, aktuelles pH und Standardbicarbonat. Abweichungen dieser Parameter von der Norm haben unter anderem eine Veränderung der Flimmerbereitschaft zur Folge (so bewegt sich die Mortalitätsquote nach akuter Unterbindung der rechten Kranzarterie des Hundes in den Literaturangaben zwischen 15% und 94%!). Da die einschlägigen Arbeiten über die einzelnen Versuchsbedingungen häufig gar keine oder nur spärliche Angaben enthalten, sind Vergleiche der Ergebnisse nicht oder nur mit großen Einschränkungen möglich.

Nach dieser kurzen Darstellung der Nachweismethoden von Kollateralnetzen im Herzkranzgefäßsystem wird deutlich, daß bei Beurteilung ihrer funktionellen Bedeutung die morphologischen oder funktionellen Methoden allein nur von begrenztem Aussagewert sind. Der beste Weg ist, morphologische und funktionelle Methoden zu kombinieren (z. B. akute Ligatur und postmortale Angiographie) und eine brauchbare Korrelation zwischen den Ergebnissen dieser Methode zu finden: Ergibt sich unter Standardbedingungen in einer größeren Versuchsreihe eine Übereinstimmung zwischen der Überlebensquote und einem bestimmten angiographischen Befund, dann erlaubt auch der angiographische Befund allein weitgehende funktionelle Schlußfolgerungen (MEESMANN u. Mitarb., 1969).

4. Biologische Ursachen der Kollateralenentwicklung

Präexistente Kollateralen im arteriolären Bereich werden in ausgedehntem Maße beim Menschen, beim Hund und mehr oder weniger deutlich auch bei anderen Tierspecies gefunden (Tabellen 1 und 2). Spontan an gesunden Herzen vorkommende präexistente Kollateralen von einiger funktioneller (und damit protektiver) Bedeutung sind sehr viel seltener (am häufigsten noch beim Hund) oder nicht vorhanden (so beim Schwein; Tabelle 2). Häufig wurden jedoch reichlich mehr oder weniger große Kollateralen bei menschlichen Herzen unter pathologischen Bedingungen (siehe folgendes Kapitel) gefunden. Diese Beobachtungen führten zu folgenden Fragen: 1. Welche Faktoren bestimmen die Entwicklung der arteriolären präexistenten Kollateralen zu funktionell bedeutsamen Gefäßen? 2. In welchem Zeitraum vollzieht sich diese Entwicklung?

Im Tierexperiment lassen sich ähnliche Ergebnisse erzielen wie an menschlichen Herzen unter pathologischen Bedingungen: 1. Wird eine akute Ligatur einer größeren Kranzarterie vom Tier überlebt, so findet sich nach einiger Zeit außer einem Infarkt unterschiedlicher Größe ein reich entwickeltes Kollateralennetz. 2. Da die akute Ligatur als sehr gewaltsamer Eingriff mit einer hohen Mortalitätsziffer belastet ist, werden die Bedingungen der progressiven stenosierenden Coronarsklerose nachgeahmt mit sogenannten Ameroid-Konstriktoren, wobei Plastikringe durch Wasseraufnahme quellen und ein vorgegebenes Lumen allmählich verschließen (Literatur bei VINEBERG u. Mitarb., 1962). Hier findet sich ebenfalls nach einiger Zeit ein ausgeprägtes Kollateralnetz. Leichte oder kurzfristige Einengung einer Kranzarterie führt nicht zu einem solchen Effekt (BLUMGART u. Mitarb., 1950). 3. Nach körperlichem Training und gleichzeitiger stärkerer Einengung einer Coronararterie bei Hunden sind die Kollateralen stärker entwickelt als ohne Training (bei sonst gleich behandelten Tieren) (ECKSTEIN, 1957). 4. Unter chronischer experimenteller Anämie bei sonst gesunden Tieren wird ebenfalls eine ausgedehnte Kollateralisation beobachtet, die sich nach Korrektur der Anämie wieder zurückbildet (ECKSTEIN, 1955). 5. Schließlich führen unter experimentellen Bedingungen auch bestimmte Coronardilatatoren, entweder in Verbindung mit einem Konstriktor oder allein, zu ausgeprägter Entwicklung eines Kollateralnetzes (s. S. 58).

Recht verschiedene Zeitspannen werden für die Entwicklung funktionstüchtiger Kollateralen angegeben. Das erste Auftreten wird zwischen einigen Tagen und einigen Wochen, ein voll funktionsfähiges Kollateralnetz nach einigen Wochen bis Monaten beschrieben (Literatur bei BLOOR u. Mitarb., 1965, und SCHAPER, 1967). Diese Divergenzen sind unter anderem durch die verschiedene Art und Intensität des jeweils angewendeten Stimulans (z. B. akute, totale, partielle oder allmählich entstehende Okklusion) zu erklären.

Gemeinsame Voraussetzung für jede Art von Kollateralenentwicklung und für das Zustandekommen eines adäquaten Kollateralflusses ist ein entsprechender *Druckgradient* zwischen Ursprung und Mündung eines Kollateralgefäßes. Wie dieser Druckgradient im Falle der Anämie oder der medikamentös provozierten Kollateralenentwicklung im Einzelnen zustandekommt, ist noch weithin ungeklärt. Am übersichtlichsten sind die Verhältnisse bei der Kollateralenentwicklung nach Verschluß einer Coronararterie.

Die Transformation der präexistenten Kollateralen zu funktionstüchtigen Brückengefäßen vollzieht sich im Falle des Verschlusses einer Coronararterie nach SCHAPERs Ansicht in zwei Phasen: 1. Die Hypoxie des Gewebes distal der Verschlußstelle verursacht eine maximale Dilatation der Arteriolen. Die *tangentiale Wandspannung* nimmt im Grenzbereich zwischen normal- und minderdurchbluteten Bezirken extreme Werte an, weil diese Gefäße einerseits maximal dilatiert sind, andererseits aber unter normalem Perfusionsdruck stehen. Dies veranlaßt die glatten Gefäßmuskeln zu einer gesteigerten Mitoseaktivität. Da die Hypoxie jedoch zunächst noch andauert, werden die neu gebildeten Zellen für die weitere Dilatation aufgebraucht. Dieses *Radialwachstum* dauert so lange, bis der Querschnitt groß genug ist und die Hypoxie als Dilatationsreiz verschwindet. Dabei erfahren die Gefäße eine Größenzunahme von 30 bis 70 µ Durchmesser auf 500—1000 µ. 2. Da die Gefäßwand zum jetzigen Zeitpunkt noch sehr dünn und die tangentiale Wandspannung sehr groß ist, dauert die Mitoseaktivität an und die Wand wird stabilisiert.

Die Kollateralen wachsen jedoch nicht nur in radialer Richtung, sondern sie zeigen auch ein *Longitudinalwachstum* (weitere Einzelheiten bei SCHAPER, 1967).

Es sei noch einmal hervorgehoben: Die voneinander abweichenden Angaben in der Literatur über Häufigkeit und Ausmaß der Kollateralenentwicklung erklären sich außer durch die verschiedenen Untersuchungsmethoden hauptsächlich durch die biologischen Unterschiede des Untersuchungsgutes und die zum Teil erheblich differenten biologischen Ausgangsbedingungen. Dem entspricht, daß die funktionelle Bedeutung des Kollateralkreislaufes (die sogenannte protektive Wirkung) völlig verschieden beurteilt wurde.

Aufgrund der heute vorliegenden experimentellen Ergebnisse ist jedoch eindeutig erwiesen: wenn der akute vollständige Verschluß des Hauptstammes einer Coronararterie ohne Folgen für das Herz bleibt, so besteht kein Zweifel an der vollen funktionellen Wirksamkeit eines Kollateralkreislaufes. Unter optimalen Ausgangsbedingungen sind als verläßliche Kriterien für die Funktionsfähigkeit, noch einmal kurz zusammengefaßt, zu werten: 1. Ausbleiben unmittelbarer Folgen eines akuten Verschlusses (hämodynamische und elektrokardiographische Zeichen des Infarktes, Kammerflimmern, kardiogener Schock), 2. ausreichender back pressure (siehe oben), 3. völlige retrograde Füllung des verschlossenen Gefäßstammes von den benachbarten Coronargefäßen her mittels postmortaler Angiographie mit einem Kontrastmittel von geeigneter Viscosität oder Teilchengröße.

5. Pharmakologische Auslösung der Kollateralenentwicklung

Für die Frage der Kollateralenentwicklung war bedeutsam, daß eine Reihe von Pharmaka, die zur Therapie der Coronarinsuffizienz verwendet werden, starke und zum Teil auch lang anhaltende Dilatationen mit Mehrdurchblutung in den Coronargefäßen hervorrufen.

Ein guter Coronardilatator sollte folgende Eigenschaften aufweisen: 1. Hohe Coronarspezifität, d. h. daß auch bei hoher Dosierung eine Gefäßdilatation möglichst auf die Coronararterien beschränkt ist; 2. eine sogenannte „Benignität", d. h. das Pharmakon beeinflußt Stoffwechsel und Leistung des Herzens nicht und 3. optimale und zuverlässige orale Resorbierbarkeit.

Den durchblutungsfördernden Effekt dieser sogenannten „Coronardilatatoren" untersuchte erstmals VINEBERG u. Mitarb. (1962) in Verbindung mit künstlichen Coronarstenosen. Bei Hunden wurde experimentell durch Einsetzen eines Ameroid-Konstriktors eine langsam zunehmende Coronarstenose an den beiden Hauptstämmen (Ramus circumflexus und Ramus descendens) der linken Kranzarterie erzeugt. Ein Teil der Tiere erhielt gleichzeitig über einen längeren Zeitraum 3mal täglich einen Coronardilatator (Dipyridamol = Persantin). Von diesen

Tieren überlebten 50%/o den Eingriff länger als 3 Monate, dagegen gingen 85%/o der Tiere der unbehandelten Kontrollgruppe an den Folgen der Coronarstenose ein. Angiographisch ließ sich nachweisen (Schlesinger-Methode, postmortale retrograde Füllung), daß bei den mit Dipyridamol behandelten überlebenden Hunden die Vascularisierung des Kranzgefäßsystems erheblich zugenommen hatte. Außerdem waren die interarteriellen Coronarkollateralen wesentlich stärker entwickelt als bei den Kontrolltieren. Bei den vorbehandelten Tieren ließen sich zudem intra vitam die stenosierten Stromgebiete der linken Kranzarterie vollständig retrograd über die Kollateralen von der rechten Kranzarterie darstellen (CHARI, Literatur bei MEESMANN u. Mitarb., 1966). In gleicher Weise (Ameroid-Konstriktoren am Ramus circumflexus der linken Kranzarterie) stellten JACKSON u. Mitarb. (Literatur bei MEESMANN u. Mitarb., 1966) bei Hunden mittels Coronarographie fest, daß die Kollateralen nach der Behandlung mit einem Coronardilatator signifikant ausgeprägter entwickelt waren.

Bei gleichem methodischem Vorgehen (langsam zunehmende Coronarkonstriktion und gleichzeitige langfristige orale Applikation von Dipyridamol) ließ sich durch zusätzliche Dipyridamol-Applikation die Widerstandsfähigkeit des Myokards gegen zusätzliche hypoxische Belastungen im Vergleich zu den unbehandelten Kontrolltieren erheblich steigern. Die Belastbarkeit durch Hypoxien näherte sich der gesunder Tiere. Die zusätzliche Anwendung des Coronardilatators hatte gleichfalls zu einer besseren Ausbildung interarterieller Kollateralen geführt als der hypoxische Reiz durch die Stenose allein (ASADA u. Mitarb., Literatur bei MEESMANN u. Mitarb., 1966).

Damit war im Tierexperiment eindeutig bewiesen, daß sich der Coronarkollateralkreislauf nach künstlichen Coronarstenosen oder -verschlüssen bei gleichzeitiger Behandlung mit coronardilatierenden Substanzen wesentlich ausgeprägter entwickelt. Daß *allein* durch chronische orale Applikation coronardilatierender Pharmaka die Vascularisation im Coronarkreislauf stark vermehrt wird und die inter- und intraarteriellen Coronarkollateralen bis zur Funktionsfähigkeit weiter entwickelt werden, stellten dann drei Arbeitsgruppen gleichzeitig und unabhängig voneinander fest (Literatur bei MEESMANN u. Mitarb., 1966).

Die Untersuchungen wurden in allen drei Gruppen an Hunden durchgeführt, die über einen längeren Zeitraum oral mit Dipyridamol vorbehandelt waren. Als Kriterium eines bestehenden funktionell wirksamen Coronarkreislaufes stellten FAM u. Mitarb. aus dem unterbundenen und durchtrennten Ramus circumflexus bei den behandelten Tieren einen signifikant höheren retrograden Fluß fest als bei den unbehandelten (Literatur bei MEESMANN u. Mitarb., 1966).

Nach entsprechender Vorbehandlung fanden MEESMANN u. Mitarb. (Literatur bei MEESMANN u. Mitarb., 1966) zunächst postmortal röntgenographisch eine erhebliche Zunahme der Vascularisation und damit Kollateralenentwicklung im Bereich des gesamten Coronarsystems. In weiteren Untersuchungen wurde eine differenzierte Nachweismethode für die Kollateralen angewendet: die postmortale selektive Coronarographie. Bei den unbehandelten Tieren gelangte kein Kontrastmittel retrograd in die Stromgebiete der benachbarten Coronararterien. Dagegen konnten bei den vorbehandelten Tieren die gesamten Coronargefäßgebiete von einem einzigen Arterienstamm aus dargestellt werden.

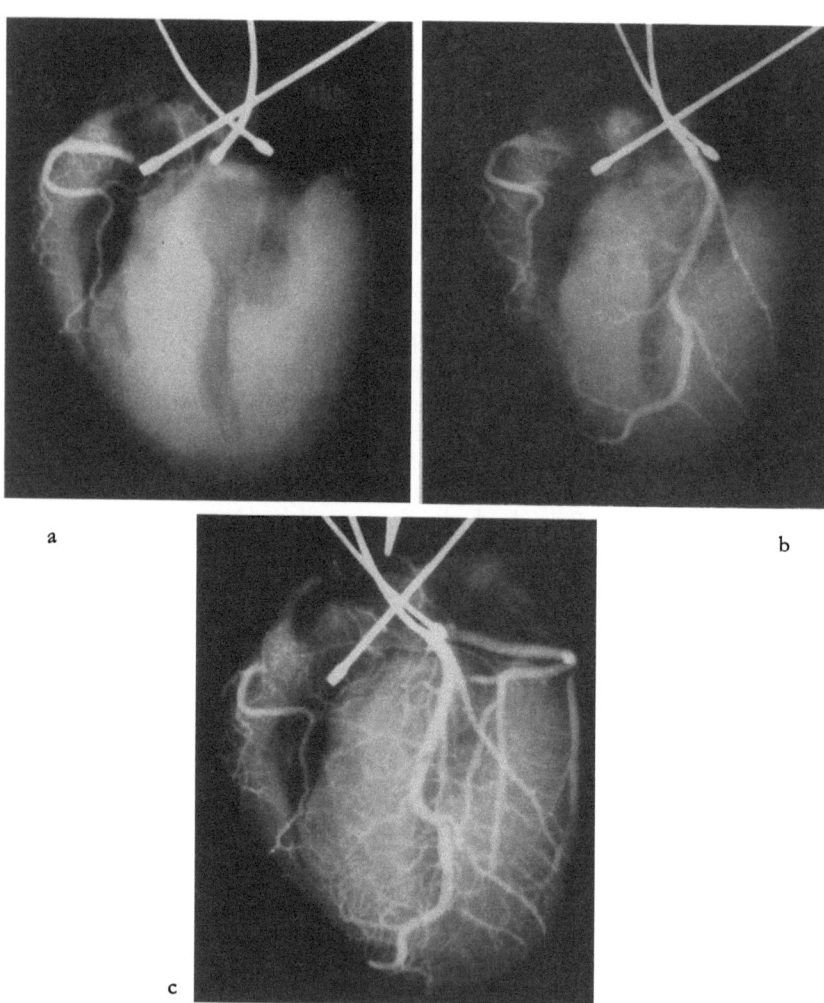

Abb. 15 a—c. Postmortales Coronarangiogramm. Unbehandelter Hund. a Isolierte Angiographie der Arteria coronaria dextra. b Zusätzliche Injektion des Ramus descendens. Bei a und b ist kein Kontrastmittel retrograd in benachbarte Coronarstromgebiete übergetreten. c Vollfüllung aller 3 Hauptstämme

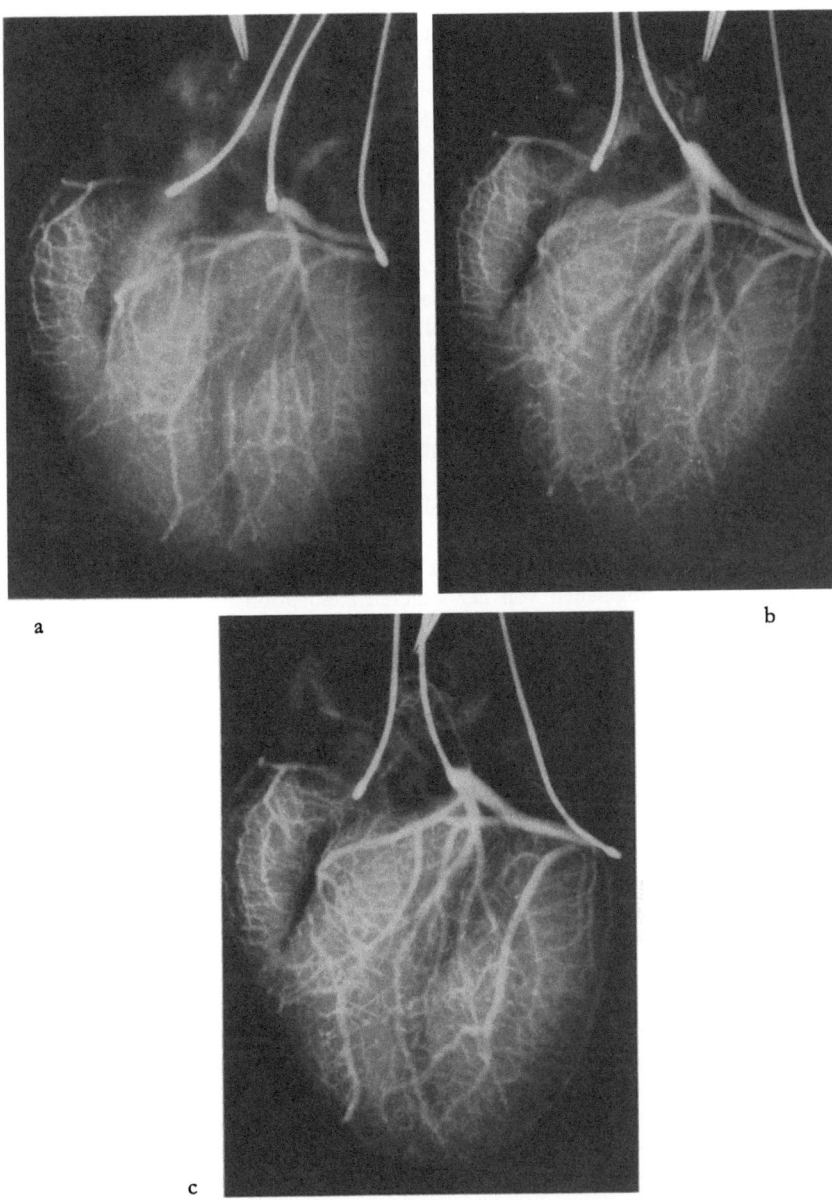

Abb. 16 a—c. Postmortales Coronarangiogramm. Vorbehandelter Hund (Dipyridamol 7 Wochen täglich 2mal 6 mg/kg oral). a Isolierte Angiographie der Arteria coronaria dextra. Dabei weitgehende Darstellung der Stromgebiete der Hauptstämme der linken Kranzarterie, die retrograd über Kollateralen gefüllt sind. b Zusätzliche Füllung des Ramus descendens. c Vollfüllung aller 3 Hauptcoronarstämme. b und c lassen kaum eine Differenz gegenüber a erkennen. Die Angiographie wurde unter den gleichen Bedingungen wie in Abb. 15 durchgeführt

Schmidt u. Mitarb. (Literatur bei Meesmann u. Mitarb., 1966) fanden bei reversiblem Coronarverschluß (30 min) eine entscheidend bessere Verschlußtoleranz der vorbehandelten Tiere.

Inzwischen ist die vermehrte Kollateralenentwicklung am Herzen nach Vorbehandlung mit Coronardilatatoren auch bei anderen Säugetieren [Schweinen (Halmagyi u. Mitarb., 1967), Kaninchen (Schmitt u. Mitarb., 1967) und Rhesusaffen (Schmidt u. Mitarb., 1967)] belegt. Außer für Dipyridamol ließ sich ein solcher Effekt auch für andere Präparate nachweisen, sei es in Verbindung mit gleichzeitiger Anlage eines Coronar-Constrictors (Lidoflazine*) (Schaper u. Mitarb., 1965), Pentaerythritol-Tetranitrat (PETN) (Lumb u. Mitarb., 1963) oder ausschließlicher Vorbehandlung mit einem Coronardilatator [Hexobendin (Ustimon)] (Schmitt u. Mitarb., 1967). Die Untersuchungen mit PETN sind allerdings nur durch eine geringe Zahl belegt und erscheinen nicht überzeugend. In diesem Zusammenhang ist hervorzuheben, daß Dipyridamol und Hexobendin bisher die einzigen Substanzen sind, bei denen nach alleiniger *oraler* Gabe die Kollateralenentwicklung im Tierexperiment erwiesen ist.

Für die Übertragbarkeit dieser Befunde auf den Menschen ist bei oraler Gabe, abgesehen von der sicheren Resorption und Wirksamkeit solcher Substanzen, auch die erforderliche Dosishöhe bedeutsam. In den oben erwähnten experimentellen Arbeiten lag die orale Dosierung des Dipyridamol mit 2—3 mg/kg Einzeldosis wesentlich höher als die noch häufig verwandte Dosierung beim Menschen. Das trifft in gleicher Weise zu für die Untersuchungen mit Hexobendin (Schmitt u. Mitarb., 1967). Untersuchungen an Hunden (Meesmann u. Mitarb., 1966) lassen erkennen, daß der optimale Effekt mit Dipyridamol mit einer Dosis von 3mal 2 mg/kg täglich zu erreichen ist. Als ausschlaggebend für diese pharmakologisch provozierte Kollateralenentwicklung erwies sich die Höhe der jeweiligen Einzeldosis. Für den Entwicklungsmechanismus der Kollateralen (siehe oben) sind also möglichst starke Mehrdurchblutungen, nicht jedoch länger während mäßige Durchblutungszunahmen entscheidend.

Eine ausreichende Dosierung des Dipyridamol vorausgesetzt, wird bei Hunden der zur Behandlung notwendige Zeitraum mit mindestens 7 Wochen angegeben. Dagegen führte eine wesentlich längere Behandlungsdauer (10—23 Wochen) nicht zu besseren Resultaten (Meesmann u. Mitarb., 1966). Auch bei Kaninchen war eine 8-wöchige Hexobendin-Applikation bis zur vollen Kollateralenentwicklung erforderlich. Nach 4 Wochen ließen sich bei gleicher Dosierung noch keine Kollateralen nachweisen (Schmitt u. Mitarb., 1967).

Der Zeitraum von etwa 7 Wochen, der zur pharmakologischen Provokation von funktionsfähigen Kollateralen notwendig ist, ent-

---

* Ein noch nicht im Handel befindliches Präparat der Firma Janssen-Pharmaceutica, Beerse/Belgien.

spricht der sonst am Herzen im Tierversuch beobachteten Dauer einer Kollateralenentwicklung, sei es, daß diese durch Anämie, körperliches Training oder durch Coronarstenosen ausgelöst wird.

6. Protektive Wirkung eines funktionsfähigen Kollateralkreislaufes im Tierexperiment

Die protektive Wirkung eines pharmakologisch provozierten, voll entwickelten Kollateralkreislaufes vor den Folgen eines *akuten* Coronarverschlusses ist experimentell eindrucksvoll erwiesen. Bei Hunden wurde die Überlebensquote (3 Monate) nach *akuter* Unterbindung des Ramus descendens der linken Kranzarterie bestimmt (SCHMIDT u. Mitarb., 1967). Von 12 oral mit Dipyridamol vorbehandelten Tieren überlebten 10 den akuten Coronarverschluß, jedoch nur eines von 11 Kontrolltieren. Bei den überlebenden Tieren ließ sich bei der postmortalen Füllung des Herzkranzgefäßsystems mit Kunstharz (Araldit) retrograd das Stromgebiet der unterbundenen Coronararterie voll darstellen. Ebenso überlebten auch zwei vorbehandelte Rhesusaffen den akuten Descendens-Verschluß (SCHMIDT u. Mitarb., 1967). Sogar die Folgen der *akuten* Unterbindung des beim Hund wesentlich größeren Hauptastes der linken Kranzarterie, des Ramus circumflexus, können durch einen funktionstüchtigen Kollateralkreislauf weitgehend kompensiert werden (MEESMANN u. Mitarb., 1969). Von den wiederum mit Dipyridamol vorbehandelten 15 Tieren (7 Wochen mit täglich 2mal 6 mg/kg oral) überlebten 12, dagegen nur 5 von 14 unbehandelten. Es bestand eine weitgehende Übereinstimmung dieser Befunde mit den Ergebnissen der postmortalen selektiven Coronarangiographie (siehe oben S. 56). Die Coronarangiogramme eines unbehandelten und eines vorbehandelten Tieres dieser Versuchsserie demonstrieren die Beispiele der Abb. 15 und 16.

In zahlreichen anderen Arbeiten wird die protektive Wirkung eines pharmakologisch provozierten Kollateralenkreislaufes nicht bei akutem Coronarverschluß, sondern bei langsam sich entwickelnder Coronarstenose, die eventuell bis zum Verschluß führt, untersucht. Die Folgen einer solchen Coronar-Constriction und die Wirkung einer chronischen Applikation eines Coronardilatators auf die Kollateralenentwicklung sind gleichsinnig. Ein deutlich additiver Effekt beider Maßnahmen ist direkt nachgewiesen. So traten bei Schweinen nach Anlage von Ameroid-Constrictoren im EKG Zeichen der Coronarinsuffizienz häufiger und stärker auf als bei den mit Dipyridamol vorbehandelten Tieren. In beiden Gruppen waren Überlebensrate und Überlebenszeit nach operativer Coronar-Constriction bei den behandelten Schweinen günstiger (HALMAGYI u. Mitarb., 1967).

Wird ein voll funktionsfähiger Kollateralkreislauf akut beansprucht, so bedeutet das aber: plötzliche Anzapfung des Blutstromes der Nachbarstromgebiete. Wenn dies ohne nachteilige Folgen für die Blutversorgung der Gefäßbezirke geschehen soll, so ist Voraussetzung hierfür eine noch ausreichend große Coronarreserve. Darunter ist hier rein hämodynamisch das Verhältnis des Coronarwiderstandes unter Ruhebedingungen zum Coronarwiderstand bei maximaler Coronardilatation zu verstehen. Daß aber die Coronarreserve nach chronischer Applikation eines Coronardilatators zunimmt, wird durch einige experimentelle Befunde wahrscheinlich gemacht.

Durch postmortale gleichzeitige Durchströmungsmessungen an allen drei Kranzgefäßen läßt sich der Strömungswiderstand im Gesamtsystem ermitteln. Bei solchen Untersuchungen an Hunden (SCHMIDT u. Mitarb., 1967) lag der Gesamtdurchfluß bei den mit einem Coronardilatator (Dipyridamol) vorbehandelten Tieren statistisch signifikant höher als bei den Kontrolltieren. Der Gesamtströmungswiderstand im Coronargebiet war also bei den vorbehandelten Tieren wesentlich kleiner als bei den unbehandelten. Andererseits ist erwiesen, daß nach chronischer Dipyridamol-Vorbehandlung etwa 20 Std nach der letzten oralen Dosis bei Hunden die direkt gemessene Coronardurchblutung gleich groß ist wie bei unbehandelten Kontrolltieren (Literatur bei MEESMANN u. Mitarb., 1966). Es besteht demnach bei chronischer Applikation eines Coronardilatators keine pharmakologisch provozierte Dauermehrdurchblutung im Sinne einer „Luxusdurchblutung".

Diese Ergebnisse und die röntgenographisch nachgewiesene, stark vermehrte Vascularisation nach pharmakologischer Vorbehandlung sind kaum anders als durch eine Zunahme der Coronarreserve insgesamt zu interpretieren. In diesem Sinne sind auch die Untersuchungen (SCHMITT u. Mitarb., 1967) zu werten, die ergaben, daß die Herzen hypertoner Kaninchen, die mit Dipyridamol vorbehandelt waren, im Gegensatz zu unbehandelten Kontrolltieren, weitgehend hypoxische Belastungen tolerieren können.

Pharmakologisch provozierte Kollateralenentwicklung bis zur vollen Funktionsfähigkeit und gleichzeitig vermehrte Coronarreserve haben unzweifelhaft eine große, prophylaktische Bedeutung in der Pathophysiologie der Coronarinsuffizienz.

7. Bedeutung der tierexperimentellen pharmakologischen Befunde für das menschliche Herz

Aus methodischen Gründen ist die pharmakologisch induzierte *Entwicklung* von Coronarkollateralen beim Menschen bisher noch nicht nachgewiesen. Es wird methodisch auch außerordentlich schwierig sein, beim Menschen in aller Eindeutigkeit den günstigen therapeutischen oder besser prophylaktischen *Wert* der Kollateralenentwicklung statistisch gesichert zu belegen. Die im Tierexperiment verwendete und für die Kollateralenentwicklung als notwendig befundene hohe orale Dosierung eines Coronardilatators (MEESMANN u. Mitarb., 1966; SCHMITT u. Mitarb., 1967) ist auch beim Menschen anwendbar und führt zu einer entsprechenden Mehrdurchblutung. Da sich einerseits unter den gleichen pathologischen Bedingungen (siehe folgendes Kapitel) bei Mensch und Tier vermehrt Kollateralen entwickeln, und andererseits einige Coronardilatatoren im Tierexperiment, auch bei oraler Applikation, eine verstärkte Kollateralisation verursachen, kann mit hoher Wahrscheinlichkeit daraus auf eine vermehrte Kollateralenentwicklung nach Anwendung geeigneter Dilatatoren auch beim Menschen geschlossen werden.

Literatur

BLAIR, E.: Anatomy of the ventricular coronary arteries in the dog. Circulation Res. 9, 333—341 (1961).
BLOOR, C. M., and A. A. LIEBOW: Coronary collateral circulation. Amer. J. Cardiol. 16, 238—252 (1965).
BLUMGART, H. L., P. M. ZOLL, A. S. FREEDBERG, and D. R. GILLIGAN: The experimental production of intercoronary arterial anastomoses and their functional significance. Circulation 1, 10—27 (1950).
ECKSTEIN, R. W.: Development of interarterial coronary anastomoses by chronic anemia. Disappearance following correction of anemia. Circulation Res. 3, 306—310 (1955).
— Effect of exercise and coronary artery narrowing on coronary collateral circulation. Circulation Res. 5, 230—235 (1957).
FULTON, W. F. M.: The coronary arteries. Springfield, Ill.: Charles C. Thomas 1965.
GREGG, D. E., and L. C. FISHER: Blood supply to the heart. Handbook of physiology, Section II, Volume II, p. 1517. Washington, D. C.: American Physiological Society 1963.
— The coronary circulation. In: The physiological basis of medical practice. Ed. by CH. H. BEST and N. B. TAYLOR. Baltimore: The Williams & Wilkins Company 1966, pp. 813—838.
HALMAGYI, M., K. J. HEMPEL, T. OCKENGA, G. RICHTER, W. WERNITSCH u. E. ZEITLER: Ergebnisse der oralen Langzeitbehandlung von Schweinen mit 2,6-Bis(diäthanolamino)-4,8-dipiperidino-pyrimido(5,4-d)-pyrimidin vor und nach Coronarocclusion. Arzneimittel-Forsch. 17, 272—283 (1967).
JOHANNSON, B., E. LINDER, and T. SEEMAN: Effects of heart rate and arterial blood pressure on coronary collateral blood flow in dogs. Acta physiol. scand. 68, Suppl. 272, 33—46 (1966).
LUMB, G. D., and L. B. HARDY: Collateral circulation and survival related to gradual occlusion of the right coronary artery in the pig. Circulation 27, 717—721 (1963).
MEESMANN, W., u. G. W. BACHMANN: Pharmakodynamisch induzierte Entwicklung von Koronarkollateralen in Abhängigkeit von der Dosis. Arzneimittel-Forsch. 16, 501—509 (1966).
—, F. W. SCHULZ, P. ADOLPHSEN u. G. SCHLEY: in Vorbereitung (1969).
SCHAPER, W. K. A., R. XHONNEUX, and A. H. M. JAGENEAU: Stimulation of the coronary collateral circulation by lidoflazine (R 7904). Naunyn-Schmiedeberg's Arch. exp. Path. Pharm. 252, 1—8 (1965).
— The collateral circulation in the canine coronary system. Proefschrift ter verkrijging van de graad van geaggregeerde van het Hoger Onderwijs, 1967, University of Louvain.
SCHMIDT, H. D., u. J. SCHMIER: Erheblich verringerte Infarktmortalität bei Hunden nach Vorbehandlung mit Pyrimidopyrimidin. Arzneimittel-Forsch. 17, 861—866 (1967).
SCHMITT, G., u. W. H. HAUSS: Über die protektive Wirkung von Koronargefäßkollateralen. Arzneimittel-Forsch. 17, 959—964 (1967).

Schmitt, G., G. Junge-Hülsing, H. Wagner u. W. H. Hauss: Pharmakodynamisch durch Hexobendin induzierte Koronarkollateralen in Abhängigkeit von Dosis und Behandlungszeit. Arzneimittel-Forsch. 17, 1500—1502 (1967).
Spalteholz, W.: Die Arterien der Herzwand. Leipzig: Hirzel 1924.
Vastesaeger, M. M., P. P. van der Straeten, J. Friart, G. Candaele, A. Ghys et M. Bernard: Les anastomoses intercoronariennes telles qu'elles apparaissent à la coronarographie post mortem. Acta Cardiol. 12, 365—401 (1957).
Vineberg, A. M., R. S. Chari, R. Pifarré, and C. Mercier: The effect of persantine on intercoronary collateral circulation and survival during gradual experimental coronary occlusion. Canad. med. Ass. J. 87, 336—345 (1962).
Zoll, P. M., S. Wessler, and M. J. Schlesinger: Interarterial coronary anastomoses in the human heart with particular reference to anemia and relative cardiac hypoxia. Circulation 4, 797—815 (1951).

VI. Coronarkollateralen in menschlichen Herzen

W. HORT

Beim Menschen stehen der Untersuchung der Coronaranastomosen noch größere Schwierigkeiten im Wege als im Tierexperiment, in dem der Untersucher an Tieren mit gesunden Kranzgefäßen unter genau definierten Bedingungen arbeiten und den Versuchsablauf beliebig kontrollieren kann.

Bis vor kurzem war man beim Menschen allein auf postmortale Untersuchungen des Coronarsystems angewiesen. Sie sind methodisch nicht einfach (s. S. 53) und liefern nur ein Momentbild. Außerdem sind die individuellen Variationen der Kollateralen recht groß. Den postmortalen Injektionsmethoden haftet der Nachteil an, daß sie zwar Gefäße darstellen, aber nichts über die Strömung in ihnen aussagen können. Dieser Nachteil wird heute durch die intravitale Kineangiographie z. T. überwunden.

1. Methoden

Die Kranzgefäße des Herzens sind postmortal nur schwer vollständig bis in ihre feinen Äste darzustellen. Die Anastomosen lassen sich nur bei extremer Größe und günstiger Lage (subepikardial) makroskopisch feststellen.

Am meisten angewendet werden Injektionsmethoden. Die erste brauchbare stammte von SPALTEHOLZ, der gefärbte Gelatinelösungen injizierte und das Herz aufhellte. Viel benutzt wird die von SCHLESINGER modifizierte Technik. Er verwendete Agar mit einem Röntgenkontrastmittel, schnitt das Herz so auf, daß es im ganzen flach ausgebreitet werden konnte und fertigte Röntgenbilder an. Selbst bei stereoskopischer Betrachtung der Bilder läßt es sich aber manchmal nicht entscheiden, ob eine Anastomose oder lediglich eine Überlappung benachbarter Gefäße vorliegt. Dieselbe Schwierigkeit besteht beim Auswerten intravitaler Aufnahmen. Neuerdings werden gern Kunststoffmassen zur Injektion benutzt (s. BAROLDI u. SCOMAZZONI). Damit lassen sich sehr gute Korrosionspräparate herstellen und die Anastomosen direkt betrachten. Leider wird bei dieser Methode das Myokard zerstört.

Intravital werden die Kranzgefäße heute meist mit der von SONES geübten Technik dargestellt: Durch einen Spezialkatheter mit enger Spitze, die einen Gefäßverschluß verhindert, wird in jeden Coronarhauptast manuell Röntgenkontrastmittel injiziert und der Ablauf der Gefäßdarstellung gefilmt. Manche Untersucher (z. B. PAULIN) verzichten aber auf eine Kathetereinführung in die Kranzgefäße und injizieren das Kontrastmittel in den Aortenbulbus.

2. Anastomosen in normalen Herzen

Bis heute ist der Streit der Meinungen noch nicht ganz abgebbt, ob es am normalen Herzen überhaupt Coronaranastomosen gibt (vgl. Tab. 1, S. 49). Schon vor 300 Jahren (1669) lieferte R. LOWER einen

Hinweis für deren Existenz. Er injizierte eine wäßrige Lösung in eine Kranzarterie und beobachtete, daß sie in der anderen Kranzarterie erschien. Gut 200 Jahre später (1873) verneinte aber HYRTL das Vorkommen von Coronaranastomosen, weil er an Korrosionspräparaten nach Injektion von Metall-Legierungen keine fand. Durch die Demonstration prachtvoll injizierter Präparate belebte SPALTEHOLZ (1924) das Interesse an den Kranzgefäßen. Er hielt sie nicht für anatomische Endarterien, weil er auch in normalen Herzen zahlreiche Anastomosen, besonders unter dem Epikard beobachtete. In muskelstarken Abschnitten der Kammerwände fand er sie aber auch intramural. Allerdings verwertete er die Herzen ohne Anastomosen nicht, weil er sie für unvollständig injiziert hielt.

SCHLESINGER konnte dagegen mit seiner Bleiagarmasse, die nur Gefäße mit Durchmessern über 40 μ anfüllt, keine Anastomosen im normalen Herzen entdecken, und ZOLL u. Mitarb. mit derselben Methode nur bei 9%. GIESE u. MÜLLER-MOHNSSEN sahen nach Jodipin-Injektion auf Röntgenbildern in mehr als der Hälfte der Fälle deutliche präcapilläre, meist tief in der Muskulatur gelegene Anastomosen mit einem maximalen Durchmesser von 100—200 μ. Zu ähnlichen Werten kam FULTON mit Gelatineinjektion und Röntgendarstellung. (Häufig Durchmesser bis zu 200 μ, selten bis zu 300 μ). GÖMÖRI beschrieb bei Perfusion mit einer Suspension von 40 μ großen Mikrokügelchen, daß bei 10 von 14 normalen Herzen Kügelchen aus der nicht perfundierten Coronararterie ausströmten und schloß daraus auf die Existenz entsprechender Anastomosen mit einer lichten Weite über 40 μ.

Sehr ausgedehnte Untersuchungen an Kunststoffausgüssen der Kranzgefäße führten BAROLDI u. SCOMAZZONI durch. Der Injektionsdruck entsprach etwa dem während des Lebens herrschenden. Bei normalen Erwachsenenherzen fanden sie zwischen den Ästen einer Kranzarterie stets Verbindungen mit Durchmessern zwischen 20—250 μ und Längen von 2—3 cm. Die intercoronaren Anastomosen (= zwischen den Ästen verschiedener Kranzarterien) erreichten etwas größere Weiten (20 bis 350 μ). Die absolute Anzahl der Anastomosen ließ sich wegen ihrer Menge nicht bestimmen, die größeren mit einem Durchmesser von $\geq$ 100 μ wurden ausgezählt. Sie fanden im Septum 15—30 intercoronare Anastomosen dieser Größenklasse und in der Kammerwand etwa ebensoviele. Verbindungen zwischen den Ästen derselben Kranzarterie kamen häufiger vor. Bei Neugeborenen waren Anastomosen bereits vorhanden, aber erheblich enger (maximal 50 μ weit) als bei Erwachsenen.

Die Befunde von BAROLDI u. SCOMAZZONI sprechen dafür, daß die Anastomosen harmonisch mit dem Coronarbett wachsen, bis die endgültige Größe erreicht ist. Dagegen betonte SPALTEHOLZ, daß bei Neugeborenen die Anastomosen leichter nachzuweisen seien als beim Erwachsenen (s. auch GIESE u. MÜLLER-MOHNSSEN). Auch REINER u. Mitarb. beobachteten reichlich Anastomosen in Neugeborenenherzen und diskutierten die Möglichkeit, daß eine intrauterine Hypoxie deren Entwicklung stimuliert (s. S. 70).

Die Unterschiede in den Befunden an Leichenherzen sind methodisch bedingt. Die Mehrzahl der neueren Untersuchungen spricht dafür, daß arterielle Anastomosen am normalen menschlichen Herzen regelmäßig vorhanden sind. Da sie nur sehr klein sind, ist ihre funktionelle Bedeutung dementsprechend gering. PAULIN mißt nach seinen Erfahrungen mit intravitalen Coronarangiogrammen den Kollateralen keine hämodynamische Bedeutung zu mit Ausnahme der seltenen großen Anastomosen mit Durchmessern von ≥ 1 mm.

3. Anastomosen in pathologisch veränderten Herzen

Einigkeit herrscht darüber, daß Coronaranastomosen bei schwerer Coronarsklerose wesentlich ausgeprägter sind als in normalen Herzen. Nach BAROLDI u. SCOMAZZONI erreichen sie oft Durchmesser von 700 bis 900 μ. Neben stark dilatierten, relativ spärlichen Anastomosen beobachteten sie als anderen Typ zahlreiche Anastomosen mit kleinerem Kaliber. Auch an Beweisen für die funktionelle Wirksamkeit dieser Anastomosen fehlt es nicht. Jedem Pathologen sind Herzen mit vollständigem Verschluß einer Kranzarterie ohne wesentliche Folgen im Myokard bekannt.

Die *Vergrößerung bzw. Vermehrung* der Anastomosen ist proportional dem Grad der Lichtungseinengung. BLUMGART u. Mitarb. hatten schon 1950 am Hund gezeigt, daß eine Kranzarterieneinengung auf 10—27% des ursprünglichen Querschnittes gewöhnlich von einer Entwicklung intercoronarer Anastomosen begleitet wird, die sich mit SCHLESINGERs Technik darstellen lassen. Erfahrungen an Menschenherzen stimmen damit überein: Nach FULTON stimuliert erst eine sehr schwere Kranzarterieneinengung die Anastomosen, und BAROLDI u. SCOMAZZONI zeigten, daß eine Lumeneinengung auf weniger als 60% des Ausgangswertes nur eine minimale Anastomosenzunahme bewirkt (geprüft mit Hilfe ihres Anastomosenindex, in den Häufigkeit und Durchmesser der Anastomosen eingehen). Bei einer Lumenverkleinerung um 60—80% fanden sie den 2—3fachen Normwert, bei alten Verschlüssen ein Vielfaches. Der Anstieg dieses Wertes war der Anzahl der Verschlüsse direkt proportional.

Die *Lokalisation* der Anastomosen richtet sich nach dem Sitz der Coronarstenose bzw. des Verschlusses. Schon SCHLESINGER erkannte, daß die Anastomosen sich dort bilden, wo sie zur Kompensation notwendig sind. Auch BAROLDI u. SCOMAZZONI beschrieben, daß der distale Anteil eines verschlossenen Gefäßes stets von Anastomosen versorgt war, die die normalen an Größe übertrafen.

Anastomosen kommen in allen Schichten der Kammerwände vor. Die an der Herzoberfläche gelegenen wurden wegen ihrer leichten Sichtbarkeit besonders beachtet. Sie haben funktionell aber keine wesentliche Bedeutung. Nach BAROLDI u. SCOMAZZONI liegen die meisten Anastomosen in der Muskulatur der Kammerwände. Nach FULTON tragen die epikardialen Anastomosen nur zur Versorgung der Ränder eines mangelhaft mit Blut versorgten Myokardbezirkes bei. Eine große Bedeutung schreibt er dem subendokardialen Plexus zu, den er bei altem Coronarverschluß oft sehr ausgeprägt fand. Er vermutet, daß dieser Plexus diastolisch aufgefüllt und systolisch entleert wird. Ein verminderter intramuraler Druck in mangelhaft versorgten Anteilen des Myokards dürfte den systolischen Bluteinstrom aus allen Teilen des subendokardialen Plexus in die Mangelzone begünstigen (FULTON).

Nicht nur Anastomosen und Kollateralen können die Versorgung in Gebieten distal einer Coronarstenose verbessern. Auch eine Thrombenkanalisation kann dazu etwas beitragen. FRIEDMAN mißt diesen kanalisierenden Gefäßen sogar in der Hälfte der Fälle wegen ihrer recht großen Gesamtquerschnittsfläche eine wesentliche Bedeutung bei. Selten sind auch kleine Umgehungsgefäße in unmittelbarer Nachbarschaft der verschlossenen Gefäßstrecke nachgewiesen worden (LIEBEGOTT).

Den postmortal erhobenen Befunden gesellen sich heute *intravitale Beobachtungen* an Kineangiogrammen hinzu. PAULIN berichtete über 100 Patienten mit fortgeschrittenem Coronarverschluß. Am häufigsten (92mal) beobachtete er Anastomosen im Septum, die den absteigenden Ast der linken Kranzarterie mit Ästen der rechten Coronararterie oder des umschlingenden linken Astes verbanden. In der linken Kammerwand kamen sie seltener vor. Multiple kleine gewundene Gefäße am Sitz des Verschlusses waren 5mal nachweisbar und wurden als direkte Bypass-Kollateralen gedeutet.

Nicht nur Coronarstenosen regen den Ausbau der Anastomosen an. Unter Verwendung von SCHLESINGERS Injektionsmasse stellten ZOLL u. Mitarb. folgende Häufigkeit von Anastomosen fest:

Normale Herzen ohne Anämie	9%
Normale Herzen mit Anämie	39%
Unkomplizierte Herzhypertrophie	26%
Cor pulmonale	73%
Herzen mit deutlicher Coronarstenose	55%
Herzen mit frischem Coronarverschluß	74%
Herzen mit altem Coronarverschluß	100%

Die absoluten Häufigkeitsangaben über Anastomosen sind von der verwendeten Technik abhängig, die Zunahme unter pathologischen Bedingungen jedoch nicht. Auch BAROLDI u. SCOMAZZONI fanden z. B. einen starken Anstieg des Anastomosenindex bei Herzhypertrophie, chronischer Hypoxie und Coronarstenose.

Der Gedanke liegt sehr nahe, in der *Hypoxie eine wesentliche Entstehungsursache* der Kollateralenentwicklung zu sehen (s. BLUMGART u. ZOLL, s. a. S. 69).

Die Mehrzahl der Untersucher neigt heute der Annahme zu, daß die unter pathologischen Bedingungen leicht zu beobachtenden Anastomosen in der Regel nicht neugebildet wurden, sondern vergrößerte, angeborene Anastomosen darstellen (s. Baroldi u. Scomazzoni). Fulton fand bei Coronarerkrankungen keine Anastomosen in Herzteilen, in denen sie nicht auch als kleinere Verbindungen normalerweise vorkommen. Mikroskopisch sind die Anastomosen dünnwandig und z. T. capillarähnlich gebaut (s. Baroldi u. Scomazzoni; Schoenmackers).

Die *Entwicklungsdauer* der Anastomosen beim Menschen ist nicht genau bekannt. Fest steht aber, daß sie sich langsam entwickeln. Darauf weisen z. B. sehr große Infarkte bei plötzlichem Verschluß einer Coronararterie in Herzen mit nur geringer Coronarsklerose hin (s. S. 81). Fulton beschrieb mit zunehmender Dauer der Angina pectoris eine ansteigende Größe und Anzahl der Anastomosen. Nach 0—3 Monaten war das Gefäßmuster nicht weit von der Norm entfernt, nach 7—14jähriger Angina pectoris-Anamnese waren die Anastomosen dagegen groß und zahlreich. Fulton hebt aber selbst hervor, daß der Grad der Coronarveränderungen zu Beginn der Angina pectoris bei den einzelnen Patienten unbekannt war.

Die Bedeutung *extrakardialer Anastomosen* tritt gegenüber den Kurzschlußverbindungen zwischen den Kranzarterien weit zurück. Zoll u. Mitarb. betonten, daß ihr Wert für das menschliche Herz bisher nicht genügend erwiesen sei. Sie müssen aber in jenen seltenen Fällen mit völligem Verschluß beider Coronarostien (z. B. bei Lues) die Ernährung des Herzens übernehmen. Schoenmackers beobachtete sie auch an Herzen ohne Coronarsklerose, z. B. bei angeborenen Herzfehlern mit Cyanose. Paulin beschrieb unter seinen 100 Patienten mit fortgeschrittener Coronarsklerose nur 3mal Anastomosen mit Bronchialarterien.

Nach Moritz u. Mitarb. kommen bei Herzbeutelverwachsungen reichlich Anastomosen zwischen Epi- und Perikard vor, während sie Schoenmackers hier niemals sicher beobachten konnte.

4. Operative Schaffung extrakardialer Anastomosen

Während größere extrakardiale Anastomosen sich nur selten infolge einer schweren Coronarsklerose entwickeln, versucht der Thoraxchirurg, sie operativ zu schaffen. Nach anfänglichen Versuchen mit operativer Verödung des Herzbeutels zur Verbesserung der Durchblutung des Herzens steht heute die Implantation extrakardialer Arterien ins Myokard im Mittelpunkt des Interesses.

Am häufigsten wird nach Vinebergs Vorgehen die A. mammaria int. implantiert. In 80—90% bleibt sie offen. Zu einer wirksamen retrograden Durchströmung des stenosierten oder verschlossenen Coronarastes kommt es nur, wenn die Arterie in das erkrankte, ungenügend versorgte Areal des Myokards implantiert wird.

Im tierexperimentellen Erprobungsstadium befinden sich interessante weitere Versuche zur Verbesserung der Blutversorgung des Herzmuskels. Bei Hunden mit experimenteller Einengung der linken Kranzarterie zogen VINEBERG u. Mitarb. isolierte Omentumstreifen durch das Myokard von der rechten zur linken Kammerwand und beobachteten schon nach 8 Tagen, daß durch den blutleer implantierten Streifen Verbindungen zwischen dem Arteriolensystem der rechten und linken Kammerwand hergestellt waren. Der Omentumstreifen bewährte sich im Tierversuch als „Blutleiter" auch, wenn er auf die von ihren Fascien befreite A. subclavia aufgenäht und das andere Ende ins Myokard implantiert wurde. Nach Coronareinengung ließ sich nach einiger Zeit das gesamte Coronarbett über die A. subclavia auffüllen.

EFFLER u. Mitarb. (s. FAVALORO u. Mitarb.) führten zwischen Januar 1962 und März 1967 an der Cleveland-Klinik in Ohio 614 Einzel- und 61 Doppelimplantationen der A. mammaria interna durch. Eine symptomatische Besserung trat bei 79% ihrer Patienten ein. Die Revascularisierung im Implantationsgebiet war unterschiedlich stark ausgeprägt. Über eine Spätprognose läßt sich bei dem kurzen Beobachtungszeitraum bisher nichts aussagen. Es ist noch unbekannt, ob die operierten Patienten länger leben und seltener Rezidive bekommen.

Bei älteren Patienten läßt sich meist ein chirurgischer Eingriff zur Verbesserung der Myokarddurchblutung nicht mehr mit befriedigendem Erfolg durchführen, weil bei ihnen die Kranzarterien gewöhnlich an vielen Stellen und oft in allen Ästen eingeengt sind, z. T. über längere Strecken. Nach LONGMIRE ist ein idealer Patient für die Coronarchirurgie jünger als 50 Jahre, leidet an schwerer Angina pectoris ohne Infarkt, hat eine einzige schwere Stenose in einem großen Ast mit begrenzter Ausdehnung, eine normale Herzgröße und ein EKG mit nicht fixierter ST-Senkung. Eine direkte operative Beseitigung der Stenose wird bisher nur selten durchgeführt, zuweilen aber mit der Implantation von extracoronaren Arterien ins Myokard kombiniert.

Literatur

BAROLDI, G., and G. SCOMAZZONI: Coronary circulation in the normal and the pathologic heart. Washington: 1967.

BLUMGART, H. L., and P. M. ZOLL: Pathologic physiology of angina pectoris and acute myocardial infarction. Circulation 22, 301—307 (1960).

FAVALORO, R. G., D. B. EFFLER, L. K. GROVES, M. SONES, and D. J. G. FERGUSSON: Myocardial revascularisation by internal mammary artery implant procedures. Clinical experience. J. thorac. cardiovasc. Surg. 54, 359—370 (1967).

FRIEDMAN, M.: The coronary canalized thrombus: provenance, structure, function and relationship to death due to coronary artery disease. Brit. J. exp. Path. 48, 556—567 (1967).

FULTON, W. F. M.: The dynamic factor in enlargement of coronary arterial anastomoses, and paradoxical changes in the subendocardial plexus. Brit. Heart J. 26, 39 (1964).

FULTON, W. F. M.: Anastomotic enlargement and ischemic myocardial damage. Brit. Heart J. 26, 1—15 (1964).
— The coronary arteries. Springfield, Ill.: 1965.
GIESE, W., u. H. MÜLLER-MOHNSSEN: Kollateralkreisläufe im Coronarsystem bei Coronarsklerose. Bad Oeynhauser Gespräche II. Berlin-Göttingen-Heidelberg: Springer 1958, S. 159—178.
GÖMÖRI, Z.: Beitrag zum postmortalen Nachweis interarterieller koronarer Anastomosen im menschlichen Herzen. Z. Kreisl.-Forsch. 54, 1181—1189 (1965).
HYRTL, J.: Die Corrosions-Anatomie und ihre Ergebnisse. Wien: 1873.
LIEBEGOTT, G.: Koronarsklerose und Myokardinfarkt. Normale und pathologische Anatomie der Herzkranzgefäße. Dtsch. med. J. 13, 379 (1962).
LONGMIRE, W. P., JR.: Surgical treatment of coronary artery disease. Postgrad. Med. 42, 187—194 (1967).
LOWER, R.: Tractatus de corde. Anstelodami 1669.
MORITZ, A. R., C. L. HUDSON, and E. S. ORGAIN: Augmentation of the extracardiac anastomoses of the coronary arteries through pericardial adhesions. J. exp. Med. 56, 927—931 (1932).
PAULIN, S.: Interarterial coronary anastomoses in relation to arterial obstruction demonstrated in coronary arteriography. Invest. Radiol. 2, 147—159 (1967).
REINER, L., J. MOLNAR, F. A. JIMENEZ, and R. R. FREUDENTHAL: Interarterial coronary anastomoses in neonates. Arch. Path. 71, 103 (1961).
SCHLESINGER, M. J.: An injection plus dissection study of coronary artery occlusions and anastomoses. Amer. Heart J. 15, 528—568 (1938).
SCHOENMACKERS, J.: Die Blutversorgung des Herzmuskels und ihre Störungen. In: Lehrbuch der Speziellen Pathologischen Anatomie. Erg.-Band I, 1. Hälfte. Berlin: Walter de Gruyter & Co. 1967, S. 59—224.
SPALTEHOLZ, W.: Die Arterien der Herzwand. Leipzig: 1924.
VINEBERG, A., A. K. SYED, and W. J. PIROZYNSKI: Rapid development in dogs, of intramyocardial vascular pathways after implantation of bloodless omental strips in the right and left ventricular myocardium. Canad. J. Surg. 11, 219—229 (1968).
ZOLL, P. M., S. WESSLER, M. J. SCHLESINGER, A. S. FREEDBERG, and H. L. BLUMGART: Interarterial coronary anastomoses. Mod. Conc. cardiov. Dis. 21, 118 (1952).

VII. Zusammenhänge zwischen Kranzarterienveränderungen und Herzinfarkt

W. Hort und D. Sinapius

1. Einführung

Im *Tierversuch* sind die Beziehungen zwischen den Kranzarterien- und Myokardveränderungen leicht zu übersehen: Ein experimentell erzeugter Coronarverschluß ist die Ursache einer umschriebenen Myokardischämie und der Infarkt ist die Folge. Das Ausmaß der Myokardveränderungen nach Coronarverschluß läßt sich bei geeigneten Tierarten (s. S. 39) mit recht großer Genauigkeit vorhersagen. Zu diesen „standardisierten" Bedingungen trägt bei, daß die Versuchstiere gesund sind und zarte Kranzarterien haben.

Beim *Menschen* bestehen in der Regel wesentlich kompliziertere Verhältnisse. Im Myokard gibt es eine fast verwirrende Fülle verschiedener Infarktmuster und auch die Veränderungen an den Kranzarterien sind vielgestaltig.

Unter den für die Infarktentstehung wesentlichen Faktoren steht aber auch beim Menschen die *Verminderung der Blutzufuhr* durch Einengung oder Verschluß der großen extramuralen Kranzschlagaderäste weitaus an der Spitze. Dem vollständigen Verschluß gehen in der Regel langsam und unregelmäßig fortschreitende Lichtungseinengungen an mehreren Stellen und in mehreren Ästen voraus. Am Ende dieses langen Weges ist, im Gegensatz zum Tierexperiment, auch der vollständige Verschluß oft kein schlagartiges Ereignis, sondern das Ergebnis einer in Schüben verlaufenden Parietalthrombose im Bereich einer einzelnen Stenose. Die mit der Coronarstenose voranschreitende Entwicklung von Kollateralen und Anastomosen variiert. Sie geht relativ langsam vor sich (s. S. 71), und deutliche individuelle Unterschiede komplizieren das Bild.

Für die Infarktentstehung kann aber außer der erschwerten Blutzufuhr auch der Blutbedarf des Myokards von Bedeutung sein. Er hängt wesentlich vom Herzgewicht ab. Solange das Wachstum der Kranzarterien mit dem Herzwachstum Schritt hält, ergeben sich keine Schwierigkeiten. Oberhalb des kritischen Herzgewichtes (Linzbach) von 500 g bleibt jedoch das Wachstum der Kranzgefäße und der Coronarostien hinter der Gewichtszunahme des Myokards zurück, und es kommt schon bei zarten Kranzarterien zu einer ungünstigeren Korrelation zwischen

Kranzarterienquerschnitt und Herzgewicht. Durch zusätzliche pathologische Lichtungseinengungen wird das Mißverhältnis weiter verstärkt. Außerdem kann eine erhöhte Herzfrequenz, eine vermehrte Druckbelastung oder eine stark gesteigerte Volumenbelastung den Blutbedarf des Herzens erhöhen und bei erschwerter Blutzufuhr eine Infarktentstehung begünstigen. Die Blutzufuhr und damit die Versorgung des Myokards mit Sauerstoff und Nährstoffen kann ferner durch eine Anämie oder erhöhte Viscosität des Blutes beeinträchtigt werden.

Geht man bei der Obduktion von Infarktveränderungen im Myokard aus, so lassen sie sich meist als Folge von Verschlüssen oder hochgradigen Einengungen in Kranzarterien verstehen. Öfter liefern morphologische und klinische Hinweise für einen erhöhten Blutbedarf weitere wesentliche Argumente. Wenn aber eine deutliche Coronarstenose oder eindrucksvolle Hinweise auf einen vermehrten Blutbedarf fehlen (s. S. 78), bleibt in sehr seltenen Fällen die Infarktentstehung problematisch.

Geht man andererseits bei der Obduktion von den Veränderungen in den Kranzarterien aus, so ist es im Einzelfall oft unmöglich, die Folgen eines Coronarverschlusses oder einer -stenose mit Sicherheit vorherzusagen. Ein Kranzarterienverschluß kann zum tödlichen Infarkt führen, er kann aber auch in seltenen Fällen ohne Folgen für den Herzmuskel bleiben, wenn er durch Kollateralen und Anastomosen kompensiert ist (s. S. 80).

2. Coronarsklerose bei Herzinfarkt

Eine Coronarsklerose mit Lichtungseinengung ist die häufigste und wesentlichste Voraussetzung für die Entstehung eines Herzinfarktes. Fast immer besteht bei einem Infarkt eine schwere Coronarsklerose mit Lichtungseinengung oder -verschluß. Oft sind alle drei großen Coronaräste stenosiert und nicht selten kommen 2 Verschlüsse vor. In manchen Fällen ist aber nur ein Hauptast in einem relativ kurzen (meist proximalen) Abschnitt befallen. Die schwersten sklerotischen Veränderungen bestehen oft im Versorgungsast des Infarktgebietes. Bei Patienten mit Herzinfarkt ist die Coronarsklerose im Durchschnitt stärker ausgeprägt als bei gleichalten Patienten ohne Infarkt.

Für die Angina pectoris, die in der Regel einem Infarkt vorausgeht, fanden ELLIOT u. GORLIN an intravitalen Coronarogrammen, daß der Grad der Gefäßbeteiligung mit zunehmender Dauer und Schwere der Angina pectoris zunahm. Bei kurzer Krankheitsdauer genügte nicht selten schon die Stenose einer Arterie zum Hervorrufen pektanginöser Beschwerden. Im Durchschnitt waren jedoch bei den 100 Patienten von ELLIOT u. GORLIN mit ischämischer Herzerkrankung 2,3 der 3 Coronarhauptäste um mehr als die Hälfte eingeengt.

In Herzen mit Coronarsklerose sind die *Anastomosen* reichlicher entfaltet als in normalen Herzen (s. S. 69). Diese Anastomosen sind aber keineswegs eine sichere Garantie gegen einen Herzinfarkt. Sehr oft können sie ihn bei Coronarverschlüssen nicht verhüten. BAROLDI u. SCOMAZZONI fanden Kaliber und Frequenz der Anastomosen ziemlich gleichmäßig vermehrt bei Patienten mit Coronarverschlüssen ohne Herzinfarkt und mit verschieden alten Infarkten. Die Anastomosen bleiben von der Coronarsklerose praktisch immer verschont: Die Sklerose ist in erster Linie eine Erkrankung der an der Herzoberfläche gelegenen Kranzarterienäste.

3. Herzinfarkt bei Coronarverschluß

In der Literatur ist gelegentlich von arteriosklerotischen Kranzarterienverschlüssen die Rede. In Wirklichkeit aber *entstehen* — abgesehen von den seltenen Embolien — *alle vollständigen Verschlüsse durch Thromben,* wenn auch fast immer auf der Grundlage einer schweren, stenosierenden Coronarsklerose. Die Beziehungen zwischen Coronarthrombose und Herzinfarkt stehen in den letzten Jahren im Mittelpunkt einer oft leidenschaftlich geführten wissenschaftlichen Auseinandersetzung. Das Interesse an diesen Fragen ist verständlich, hängen doch davon wesentlich die Chancen einer fibrinolytischen und Anticoagulantienbehandlung ab.

Zu den umstrittenen Problemen gehören vor allem die *Häufigkeit der verschließenden Thrombose* bei Herzinfarkten und die zeitlichen Beziehungen zwischen Verschluß und Infarkt.

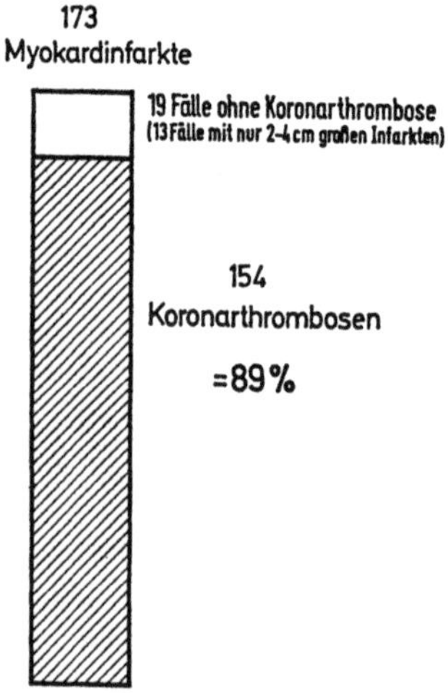

173 Myokardinfarkte

19 Fälle ohne Koronarthrombose (13 Fälle mit nur 2-4 cm großen Infarkten)

154 Koronarthrombosen

= 89 %

Abb. 17. Häufigkeit der Coronarthrombose beim Herzinfarkt. (Göttinger Sektionen 1964—1967)

Die Häufigkeit der Coronarverschlüsse bei Herzinfarkten wird bis in die jüngste Vergangenheit sehr verschieden angegeben (s. SINAPIUS), z. B. für Wien mit nur 33% (BREITFELLNER u. NEUHOLD, 1967), für Chicago dagegen mit 97% (WARTMAN, 1967). Doch handelt es sich hier nicht etwa um geographische Unterschiede. Denn die Zahlen schwanken auch im einzelnen Land, so z. B. in Österreich zwischen 33% (s. o.) und etwa 80% (POPPER u. FEIKS). Die Differenzen erklären sich durch inhomogenes Untersuchungsmaterial und teilweise unzureichende Methodik. In den Kollektiven mit niedriger Thrombosefrequenz sind nicht nur Herzinfarkte, sondern auch akute Coronartodesfälle ohne histologisch gesicherten Infarkt sowie Fälle mit großen (transmuralen) und kleinen Infarkten enthalten. Beim akuten Coronartod ist die Thrombose-Häufigkeit erfahrungsgemäß wesentlich niedriger (etwa 40%,

s. S. 148). Kleine Herzinfarkte werden viel seltener durch Verschlüsse hervorgerufen als große, transmurale, wahrscheinlich kaum halb so oft.

Zur sicheren Erfassung aller Verschlüsse bei Herzinfarkten genügt es nicht, die Äste in der Längsrichtung aufzuschneiden. Sie müssen in etwa 3 mm Abstand lamelliert und der verschlossene Abschnitt muß histologisch kontrolliert werden. Dann ergibt sich für große, transmurale Infarkte eine Thrombosefrequenz von etwa 80—90% (Abb. 17).

Früher galt es als gesicherte Tatsache, daß der Infarkt in diesen Fällen nach dem Verschluß und als dessen Folge auftritt. An dieser Auffassung wird neuerdings gerüttelt (HAUSS), weil die Thrombosen mit zunehmender Überlebenszeit angeblich häufiger werden. Doch ist dieser Frequenzanstieg nur unerheblich und statistisch nicht gesichert (wie auch bei der hohen Gesamtfrequenz von 80—90% kaum zu erwarten). Die „Umkehr" der zeitlichen und ursächlichen Beziehungen zwischen Coronarthrombose und Herzinfarkt ist bisher von ihren Vertretern auch noch nicht befriedigend motiviert worden. Offenbar liegt der Gedanke zugrunde, daß aus dem Infarktgebiet ein Thrombus retrograd, also proximalwärts wächst und schließlich die Arterie verlegt. Das ist aber, wie wir gezeigt haben, niemals der Fall (s. a. S. 41). Die *meisten Verschlüsse sind kurz und sitzen primär proximal.* Sie haben keine Verbindung zu den peripheren intramuralen Ästen im Infarktgebiet. Das entscheidende Argument gegen die primäre Entstehung der Infarktnekrose liefert aber der örtliche Befund im Bereich des Coronarverschlusses, nämlich die Intimaruptur im Abschnitt einer hochgradigen Stenose. Wie sollte eine so schwere örtliche Wandveränderung als Grundlage der Thrombose durch eine anämische Nekrose im Versorgungsbereich ausgelöst werden? Die Intimaruptur unter der obturierenden Thrombose spricht sehr für die ursächliche Bedeutung des Coronarverschlusses bei der Infarktentstehung. Durch Altersbestimmung des Thrombus und Vergleich mit dem Infarktbeginn im Myokard gelangt man zu dem gleichen Ergebnis: in keinem Fall ist bisher überzeugend nachgewiesen, daß der frische Herzinfarkt älter sein muß als der verschließende Thrombus des zugeordneten Hauptastes. Es wäre aber sehr erwünscht, durch weitere Untersuchungen die Altersbestimmungen der Coronarthrombosen zu verbessern und dabei denselben Genauigkeitsgrad zu erreichen, wie er für die Altersbestimmung der Myokardveränderungen schon erreicht ist (s. S. 36). Die geschilderten Befunde sprechen dafür, daß fast alle großen und tödlichen transmuralen Herzinfarkte und etwa halb so viele kleine Infarkte durch thrombotische Verschlüsse der zugeordneten Kranzarterienäste hervorgerufen sind.

Diese Befunde sind am Obduktionsgut erhoben und gelten für die tödlich verlaufenden Infarkte. Bei leichten, überlebten Infarkten, z. B. rudimentären Infarkten, scheinen thrombotische Coronarverschlüsse ebenfalls ein häufiger Befund zu sein (s. S. 84).

4. Herzinfarkt bei Coronarstenose

Wesentlich seltener als ein Coronarverschluß wird beim tödlichen Herzinfarkt *nur eine schwere, stenosierende Coronarsklerose* gefunden. Oft ist dabei die Einengung verschlimmert durch eine parietale, nicht obturierende Coronarthrombose. Für den Blutstrom in einer Arterie ist es gleichgültig, wodurch eine Stenose hervorgerufen wird. Entscheidend für eine Drosselung der Durchblutung ist lediglich das Ausmaß der Stenose. Die Verkleinerung des Radius ist der wesentlichste Faktor: Nach der Poiseuilleschen Gleichung ist die Flüssigkeitsmenge, die durch eine gerade Röhre fließt, proportional der 4. Potenz des Radius (s. S. 89). Daraus folgt z. B., daß bei einer Verkleinerung des Radius auf die Hälfte die Durchflußmenge auf $^{1}/_{16}$ absinkt. Von geringerer Bedeutung ist die Länge einer Stenose: Sie geht in die Gleichung nur in der 1. Potenz ein (und ist der Durchflußmenge umgekehrt proportional).

Bei stenosierender Coronarsklerose ist nicht selten ein erhöhter Blutbedarf des Myokards eine wichtige Teilursache der Infarktentstehung. Entscheidend für die irreversible Schädigung ist eine so hochgradige Drosselung der Blutzufuhr, daß der Struktur- und Erhaltungsstoffwechsel nicht mehr aufrecht erhalten werden können und eine Nekrose im Myokard eintritt.

5. Herzinfarkt ohne wesentliche Coronarstenose

Besonders problematisch sind jene Infarkte, bei denen eine deutliche Einengung der versorgenden Kranzarterie fehlt. Derartige Beobachtungen sind sehr selten, aber sie kommen vor. In der klinischen Physiologie und in der Einleitung zu diesem Kapitel (s. S. 74) wurden eine Reihe von Faktoren aufgezählt, die außer einer Coronarstenose bei der Infarktentstehung von Bedeutung sein können. Bei einer Summation verschiedener Faktoren kann ein Infarkt auch ohne beträchtliche Kranzarterieneinengung entstehen. Als Beispiel sei die Beobachtung eines größeren Infarktes angeführt, der in einem hochgradig hypertrophierten Herzen mit nur mäßiger Coronarsklerose auftrat, nachdem eine massive Blutung zu einer beträchtlichen Anämie und Tachykardie geführt hatte. Bei dem hohen Herzgewicht und der beschleunigten Frequenz genügte eine nur mäßige Coronarstenose, um bei der mangelhaften Sauerstoffbeladung des Blutes infolge der Anämie zum Infarkt zu führen. Auch FRIEDBERG u. HOPE haben in ihren Infarktfällen ohne Stenose stets Anhaltspunkte für eine beträchtliche Coronarinsuffizienz gefunden.

Bei einem Infarkt ohne deutliche Coronarstenose wird gern ein *Coronarspasmus* als Entstehungsursache bemüht. Bei einer unelastischen Coronarsklerose kann er aber gar nicht auftreten, weil die starre Wand sich nicht mehr kontrahieren kann. Bei noch reaktionsfähigen Kranzarterien ist er vielleicht nicht vollständig abzulehnen. In Kineangiogrammen sind Coronarspasmen beobachtet worden und Myokardnarben bei Epileptikern mit zarten Kranzarterien lassen an die Möglichkeit einer spastischen Genese denken. Bei Epileptikern sind Herzkrämpfe vor Anfällen bekannt. ANDREV hat an Kranzarterien eine hohe vasomotorische Aktivität beobachtet, die das Durchflußvolumen beträchtlich ändern kann. Seine Befunde werfen die Frage auf, ob ein Teil der Nekrose bei Infarkt durch eine Vasokonstriktion der Äste distal der Stenose bedingt sein kann. Diese Frage ist nach den tierexperimentellen Befunden von GRAYSON u. Mitarb. aktuell. Sie beobachteten beim Hund nach Coronarligatur im Versorgungsgebiet des unterbundenen Astes eine Vasokonstriktion und in der Randzone eine Hyperämie. Die Infarktentstehung konnten sie z. B. durch den β-Receptorenblocker Propranolol weitgehend verhindern. Ob dieser Beobachtung eine allgemeinere Bedeutung zukommt, ist noch ungewiß. Das Coronarsystem beim Hund zeichnet sich ja durch besonders zahlreiche Anastomosen aus (s. S. 55).

Bei alten Infarktnarben vermißt man häufiger einen Coronarverschluß als bei frischen. Hierbei könnte eine Rekanalisation eines obturierenden Thrombus zu einer teilweisen Wiedereröffnung der Lichtung geführt haben.

Kleine Arterien und Arteriolen im Myokard spielen bei der Entstehung eines großen Infarktes keine Rolle. Ihre Bedeutung für die Ausbildung kleiner Nekrosen ist umstritten. Eine Sklerose in diesen kleinen, intramural gelegenen Arterien kommt wesentlich seltener vor als in den großen epikardialen Ästen, und eine Korrelation zwischen der Sklerose in großen und kleinen Ästen besteht nicht.

DONOMAE u. Mitarb. sahen nur sehr selten sklerotische Veränderungen an Arteriolen im Myokard (Durchmesser $< 80\,\mu$), beschrieben dagegen Atherome, Fibrosen und Hyalinisierungen an kleinen Coronararterienästen (Durchmesser $80\,\mu$—$500\,\mu$), die sie als mögliche Ursache herdförmiger Myokardnekrosen ansehen. Nach JAMES sollen die kleinen Arterien im Myokard klinisch wichtige Krankheitsbilder bedingen können, z. B. pektanginöse Anfälle bei jungen Patienten mit neuromuskulären Erkrankungen, bei denen erbliche Medianekrosen in kleinen Myokardarterien vorkommen können.

BAROLDI u. MANION zeigten aber, daß eine thrombotische Verlegung kleiner Kranzarterienäste keineswegs zu Nekrosen im Herzmuskel führen muß. Bei der thrombotischen thrombocytopenischen Purpura sahen sie bei unterschiedlich häufigen thrombotischen Verschlüssen kleiner Coronaräste nur äußerst selten kleine frische Nekrosen, die obendrein keine sicheren Beziehungen zu den verschlossenen Arteriolen erkennen ließen.

Ob eine intravasale Aggregation von Erythrocyten (sludge) in kleinen Arterien auch beim Menschen zu Schäden im Herzmuskel führen kann, steht noch dahin.

Bei Narben im Myokard ohne regionäre Coronarstenose oder -verschluß muß man sich fragen, ob die Narben auf dem Boden einer Ischämie oder aus anderer Ursache entstanden sind. Einer alten Narbe kann man ihre Entstehungsgeschichte oft nicht ansehen. Narben nach ischämischen, toxisch oder entzündlich bedingten Nekrosen können gleich aussehen. Baroldi geht sogar so weit, daß er die meisten Myokardinfarkte gar nicht für wahre Infarkte, sondern für idiopathische Coagulationsnekrosen hält, weil er nur selten das Alter eines Thrombus und der Myokardveränderungen übereinstimmend fand. Diese Skepsis teilen wir nicht. Bei den großen Infarkten halten wir die ischämische Entstehung für wohlbegründet (s. o.). Schwierigkeiten können aber bei der ätiologischen Deutung kleine Narben oder Nekrosen im Myokard machen. Bei ihnen ist manchmal zu überlegen, ob sie *„nichtcoronaren"* Ursprungs sein können. Wenn sich keine Hinweise auf entzündliche Veränderungen ergeben, erhebt sich die Frage, ob sie sich z. B. analog zu Selyes tierexperimentellen Untersuchungen als Elektrolyt-Steroid-Kardiopathie mit Nekrosen erklären lassen, und auch an Raabs Beobachtungen ist zu erinnern. Er hat besonders auf die Bedeutung der bei praktisch allen Stressformen freigesetzten Catecholamine (= Hormone des Nebennierenmarkes, Adrenalin und Noradrenalin) für die Entstehung von Nekrosen im Myokard auf dem Boden einer „neurogenen Anoxie" hingewiesen. Normalerweise werde der unter dem Einfluß der Catecholamine sehr stark angestiegene O_2-Verbrauch des Herzens durch eine Erweiterung der Kranzarterien kompensiert. Schäden könnten aber auftreten bei Coronarsklerose, K-Mangel, Schilddrüsenüberfunktion oder nach Vorbehandlung mit Gluco- oder Mineralocorticoiden.

Wieweit diese Faktoren für das menschliche Herz eine Rolle spielen, ist noch ungewiß und bedarf weiterer Klärung. Für den großen Infarkt scheint ihnen keine Bedeutung zuzukommen. Es ist aber denkbar, daß sie manchmal die Entstehung kleiner Nekrosen im Myokard im Rahmen einer plurikausalen Genese begünstigen können. Für den Morphologen besteht die Schwierigkeit darin, daß sehr oft eine Narbe nichts über ihren Werdegang verrät. Vielleicht lassen sich aber Nekrosen verschiedener Ätiologie unterscheiden. Dafür gibt es nach histochemischen und elektronenmikroskopischen Untersuchungen einige erste Hinweise. Von einer sicheren ätiologischen Diagnose sind wir aber noch weit entfernt.

6. Coronarverschluß ohne Folgen

Jedem Pathologen sind Beobachtungen von vollständigem Kranzarterienverschluß ohne Infarkt geläufig. Diese Patienten sterben nicht selten an einer anderen Erkrankung und nicht an ihrem Herzen. Bei ihnen müssen Anastomosen den Infarkt verhindert haben. Schon Blumgart u. Mitarb. (1940) hatten auf die große Häufigkeit von Anastomosen bei Coronarverschlüssen hingewiesen und ausgeführt, daß bei langsamer Entwicklung eines Kranzarterienverschlusses mit Ausbildung von Anastomosen Veränderungen im Myokard fehlen können. Dieses Beispiel zeigt, daß man selbst *einen Coronarverschluß nicht mit einem Coronarleiden gleichsetzen* darf: Er kann klinisch unbemerkt bleiben und einen Zufallsbefund bei der Obduktion darstellen.

7. Infarktmuster im Myokard in Abhängigkeit von den Coronarveränderungen

In diesem Kapitel sollen zusammengefaßt die als Ischämiefolgen entstandenen Myokardveränderungen dargestellt werden. Davon gibt es eine bunte und fast verwirrende Fülle: Große und kleine Infarkte, fleckförmige und kompakte, einzeitig und mehrzeitig abgelaufene. Diese Veränderungen können in mannigfachen Kombinationen auftreten. Bei den komplexen Beziehungen zwischen Blutzufuhr und Blutbedarf des Herzens ist es nicht verwunderlich, daß es auch hier kein starres Schema gibt, nach dem einer bestimmten Veränderung in den Kranzarterien ein ganz bestimmtes Infarktmuster zugeordnet werden kann.

Für die Infarktgröße ist sehr wichtig der Sitz eines Coronarverschlusses oder einer Stenose: Die Gefahr ist um so größer, je höher der Prozeß liegt. Ein peripherer Verschluß führt in der Regel nur zu einer kleinen Läsion im Myokard, ein hochsitzender oft zu einem großen Infarkt.

Es ist lange bekannt, daß Infarkte in der Regel kleiner sind als das Versorgungsgebiet des verschlossenen Gefäßes. Die Breite der erhaltenen Randzone hängt von der Funktionstüchtigkeit der Anastomosen ab. Kommt es aber bei sonst relativ zarten Kranzarterien zu einem plötzlichen Coronarverschluß, dann entspricht die Infarktgröße annähernd

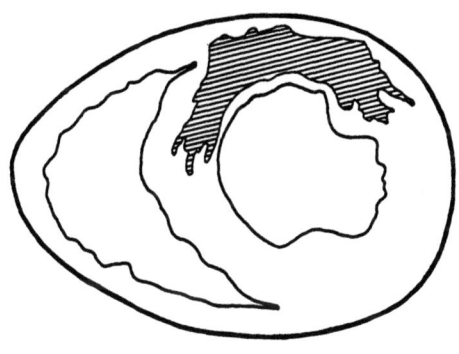

▰ *Nekrose*

Abb. 18. Schematische Darstellung eines kompakten einzeitigen Herzinfarktes ohne Vorboten (Querschnitt durch den Kammerteil des Herzens)

dem Versorgungsbereich des verschlossenen Gefäßes (GIESE). Ein großer Infarkt entsteht auch dann, wenn ein thrombotischer Verschluß eine minimale Restlichtung von knapp 1 mm Durchmesser verlegt hat.

Am übersichtlichsten liegen die Verhältnisse, wenn nur ein einziger großer frischer tödlich verlaufender Infarkt besteht (Abb. 18). Meist ist er fünfmarkstück- bis handtellergroß und in der Regel ist sein Versorgungsgefäß thrombotisch verschlossen, im Göttinger Obduktionsgut der letzten Jahre in 80—90%. Nur *selten treten* jedoch *tödliche Infarkte ohne Vorboten* auf. Bei genauer Erhebung der Anamnese beobachtete UHLENBRUCK „Blitzinfarkte" ohne vorhergehende Herzbeschwerden nur bei 14,5% seiner Patienten, und in unserem pathologisch-anatomischen Beobachtungsgut waren tödliche Infarkte ohne morphologisch faßbare Vorboten noch etwas seltener (HORT u. Mitarb.). Bei diesen „ungewarnten" Infarkten bestand fast immer eine obturierende Coronarthrombose im Versorgungsast. Die Sklerose in den beiden anderen Kranzarterien war geringer als in allen anderen Infarktgruppen mit Vorboten. Diese „ungewarnten" großen Infarkte sind dem Myokardinfarkt nach Coronarligatur im Tierexperiment vergleichbar.

In der Regel gehen einem tödlichen Infarkt *ischämische Schübe voraus,* nicht selten mehrere (Abb. 19). Bei den großen kompakten Nekrosen beobachteten wir bei jedem 2. Fall in der Randzone der Nekrose

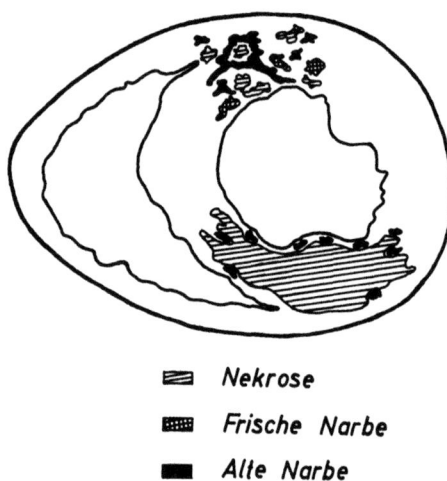

≡ *Nekrose*

▦ *Frische Narbe*

■ *Alte Narbe*

Abb. 19. Schematische Darstellung eines Reinfarktes. Der tödliche, frische (Vorderwand-)Infarkt ist kompakt, in seiner Randzone liegen kleine alte Narben. Der Erstinfarkt ist ein Mosaikinfarkt (Hinterwand). Die jüngsten, kleinen fleckförmigen Herde sind so alt wie der tödliche kompakte Infarkt

oder ein wenig davon entfernt eine Reihe kleiner, oft nur stecknadelkopfgroßer Narben. Sie sind sozusagen das Wetterleuchten in der Peripherie, das der Katastrophe im Zentrum vorauseilt (HORT u. Mitarb.). Wir fassen sie als Folge einer Versorgungsinsuffizienz im peripheren Versorgungsgebiet einer stenosierten Kranzarterie auf, denn es ist bekannt, daß sich eine obturierende Coronarthrombose fast stets auf dem Boden einer stenosierenden Sklerose entwickelt. Oft läßt sich dann auch histologisch im verschlossenen Abschnitt eine protrahiert (in mehreren Schüben) verlaufene Thrombose nachweisen.

Einer *Herzruptur* liegt meist ein großer kompakter Infarkt zugrunde. Bei rupturierten Herzen sahen wir an den Kranzarterien ähnliche Veränderungen wie bei großen kompakten tödlichen Infarkten ohne Vorboten. Der Versorgungsast war in der Regel thrombotisch verschlossen, die Sklerose in den beiden anderen Kranzarterienästen nur mäßig stark. WESSLER u. Mitarb. nannten als häufige Befunde bei Herzruptur: Einen frischen Coronarverschluß, einen frischen, transmuralen Infarkt, spärliche Anastomosen und fehlende Fibrosen bzw. alte Infarkte.

Während zum Tode führende Infarkte meist groß sind und kompakt, sind *überlebte Infarkte* mit Ausnahme der chronischen Aneurysmen meist kleiner und *in der Regel netzartig oder fleckförmig* (Abb. 19). Anstelle eines großen kompakten Herdes finden sich bei ihnen viele kleine Ausfälle, die netzartig miteinander verbunden sind. BLUMGART u. Mitarb. (1941) zeigten beim Hund, daß eine temporäre Unterbindung einer Kranzarterie von 25—45 min Dauer zu zahlreichen fleckförmigen Nekrosen im Myokard führt, während eine Dauerligatur eine große kompakte Nekrose hervorruft. An einen ähnlichen Entstehungsmechanismus dachten sie bei den kleinfleckigen Narben, die sich im menschlichen Herzen oft nach Angina pectoris finden. GIESE u. MÜLLER-MOHNSSEN zeigten aber, daß bei einer kleinfleckigen Verschwielung um so mehr Anastomosen vorhanden waren, je mehr Muskulatur erhalten blieb. Sie führen diesen Befund auf eine protektive Wirkung der Anastomosen bei allmählich fortschreitender Coronarsklerose zurück.

Kleine Infarkte werden gern als *Mikroinfarkte* bezeichnet. Sie können die Größe eines Reiskornes haben oder größer oder kleiner sein. In klassischer Form treten sie nach BÜCHNER u. WEYLAND bei der Endokarditis lenta infolge von Mikroembolien auf. Die verschleppten Klappenauflagerungen verstopfen kleinere intramurale Coronararterienäste und führen zu kleinen Nekrosen, die sich über das ganze Myokard verteilen.

Im Gegensatz dazu liegen die von BÜCHNER schon 1932 nachgewiesenen, gewöhnlich sehr kleinen Narben und Nekrosen nach Anginapectoris-Anfällen in den inneren Wandschichten des linken Ventrikels. BÜCHNER deutet sie als Folge einer akuten Coronarinsuffizienz. Diese Herzen sind fast immer wegen der Hypertonie dieser Patienten hypertrophiert. Die Bevorzugung der inneren Wandschichten erklärt sich aus ihrer Entfernung von den Kranzarterien (sie gehören zur „Peripherie") und aus dem hohen intramuralen Druck in der Innenschicht der linken Kammerwand. Die Coronarsklerose bei Angina pectoris ist in den großen epikardialen Ästen meist ausgeprägt (s. S. 75). Hinzu kommt, daß bei Hypertonikern gehäuft eine bis in die Peripherie der epikardialen Äste reichende stenosierende Coronarsklerose auftritt.

Herzinfarkte rezidivieren häufig. In klinischen Arbeiten wird über 15—35% *Rezidivinfarkte* berichtet, in pathologisch-anatomischen über

23—65% (Lit. s. bei Hort u. Mitarb.). Im eigenen Beobachtungsgut war etwa jeder 2. tödliche Infarkt ein Reinfarkt. Es überraschte uns, daß der zum Tode führende Infarkt fast immer in einem anderen Versorgungsgebiet lag als der Erstinfarkt. Häufig fand sich die Kombination von Vorder- und Hinterwandinfarkt. Der Erstinfarkt war meist netzartig oder fleckförmig. Vermutlich haben Anastomosen dabei einen kompakten Ausfall verhindert. Sie konnten jedoch vor dem tödlichen, kompakten Infarkt nicht schützen. Oft wird der tödliche Coronarverschluß ein Gefäß betroffen haben, das die Anastomosen zum Erstinfarktgebiet versorgte. Darauf weist auch die Beobachtung hin, daß häufig bei einem tödlichen Infarkt im Gebiet des Erstinfarktes kleine, fleckförmige Nekrosen auftreten, deren Alter mit dem des tödlichen Infarktes übereinstimmt. Dazu kann auch ein den Infarkt begleitender Schock beitragen. Bei den Coronaranastomosen darf man nicht übersehen, daß sie die dem Herzen zufließende Blutmenge nicht zu steigern vermögen, sie können nur die Verteilung des Blutes beeinflussen. Bei Herzen mit Reinfarkten fanden wir in den beiden Kranzarterienästen außerhalb des frischen Infarktgebietes statistisch hoch signifikant schwerere Sklerosen als bei Herzen mit unilokulärem Infarkt (Hort u. Mitarb.).

Ein tödlicher Infarkt muß nicht immer kompakt sein. Selten tritt statt dessen ein mosaikartiges Bild auf, bei dem fleckförmige, unterschiedlich alte Herde nebeneinander liegen und meist durch erhaltene Muskelareale voneinander getrennt sind. Hier hat der Infarkt in dieselbe Kerbe geschlagen. Die Coronarsklerose in diesen Herzen ist besonders schwer. Ein derartiger *Mosaikinfarkt* entspricht wahrscheinlich einem fortwachsenden rudimentären Infarkt.

Beim *rudimentären Infarkt* (Holzmann) bestehen bei gutem Allgemeinzustand vorübergehende EKG-Veränderungen, die für eine unvollständige Infarzierung sprechen. Auperin u. Mitarb. fanden in ihrem umfangreichen pathologisch-anatomischen Beobachtungsgut unter den tödlich verlaufenen ischämischen Herzerkrankungen nur 7% Todesfälle mit rudimentärem Infarkt. In Übereinstimmung mit anderen Untersuchern betonen sie, daß rudimentäre Infarkte nach dem klinischen und EKG-Befund zu Beginn der Erkrankung häufiger vorkommen. Diese Beobachtung unterstreicht, daß die Obduktionsbefunde eine negative Auslese darstellen. Sie umfassen vorwiegend die schweren, tödlich abgelaufenen Infarkte und nur selten frische rudimentäre Infarkte. Autoptisch fanden Auperin u. Mitarb. die rudimentären Läsionen fast immer im Versorgungsgebiet des absteigenden Astes der linken Kranzarterie, gewöhnlich im inneren Drittel der Kammerwand. In der Regel war das zuführende Gefäß thrombotisch verschlossen. Diese Vorzugslokalisation hängt sicher damit zusammen, daß dieser Ast gewöhnlich am schwersten sklerotisch verändert ist. Schoenmackers wies außerdem darauf hin, daß die absteigenden Coronaräste im Gegensatz zu den umschlingenden keine Anastomosen mit extrakardialen Gefäßen eingehen.

Literatur

ANDREV, S. V.: Reactivity of cardiac vessels and reparative processes following cardiac infarction. Circulation 24, 281—289 (1961).
AUPERIN, A., J. HIMBERT, A. GERBAUX et J. LENÈGRE: Les infarctus myocardiques incomplets. (Etude anatomo-clinique de 35 observations.) Arch. Mal. Coeur 60, 305—319 (1967).
BAROLDI, G.: Coronary thrombosis: a truism for discussion. Med. Times 95, 1107—1113 (1967).
—, and W. C. MANION: Microcirculatory disturbances and human myocardial infarction. Amer. Heart J. 74, 173—178 (1967).
—, and G. SCOMAZZONI: Coronary circulation in the normal and the pathologic heart. Office of the Surgeon General. Washington, D. C. 1967.
BLUMGART, H. C., D. R. GILLIGAN, and M. J. SCHLESINGER: Experimental studies on effect of temporary occlusion of coronary arteries, production of myocardial infarction. Amer. Heart J. 22, 374 (1941).
—, M. J. SCHLESINGER, and D. DAVIS: Studies on the relation of the clinical manifestations of angina pectoris, coronary thrombosis, and of myocardial infarction to the pathological findings, with particular reference to the significance of the collateral circulation. Amer. Heart J. 19, 1—91 (1940).
BREITFELLNER, G., u. R. NEUHOLD: Der Herzinfarkt im Sektionsgut eines Jahres am Allgemeinen Krankenhaus in Wien. Path. Microbiol. 30, 599—602 (1967).
BÜCHNER, F.: Die Koronarinsuffizienz. Dresden und Leipzig: Steinkopff 1939.
—, u. R. WEYLAND: Die Insuffizienz des hypertrophierten Herzmuskels im Lichte seiner Narbenbilder. München-Berlin-Wien: Urban & Schwarzenberg 1968.
DONOMAE, J., Y. MATSUMOTO, and E. UEDA: Significance of coronary arteriosclerosis in the intramuscular coronary arteries (Symposium). Geriatrics 20, 179—193 (1965).
ELLIOT, W. C., and R. GORLIN: The coronary circulation, myocardial ischemia, and angina pectoris. Mod. Conc. cardiov. Dis. 35, 117—122 (1966).
FRIEDBERG, C. K., and H. HOPE: Acute myocardial infarction not due to coronary artery occlusion. J. Amer. med. Ass. 112, 1675 (1939).
GIESE, W.: Die Anastomosen im Koronarkreislauf bei Koronarsklerose. Dtsch. med. Wschr. 82, 602—604 (1957).
—, u. H. MÜLLER-MOHNSSEN: Kollateralkreisläufe im Coronarsystem bei Coronarsklerose. Bad Oeynhauser Gespräche II. Berlin-Göttingen-Heidelberg: Springer 1958, S. 159—178.
GRAYSON, J., M. IRVINE, J. R. PARRATT, and J. CUNNINGHAM: Vasospastic elements in myocardial infarction following coronary occlusion in the dog. Cardiovasc. Res. 2, 54—62 (1968).
HAUSS, W. H.: Pathogenese der Coronarsklerose und des Herzinfarktes. Verh. dtsch. Ges. inn. Med. 69, 554—573 (1963).
HOLZMANN, M.: Der rudimentäre Vorderwandinfarkt. Helv. Med. Acta 11, 47—54 (1944).
HORT, W., H. JUST, K. FISCHER u. G. LÜTH: Infarktmuster in menschlichen Herzen. Virchows Arch. Abt. A Path. Anat. 345, 45—60 (1968).
JAMES, T. N.: Pathology of small coronary arteries. Amer. J. Cardiol. 20, 679—691 (1967).
LINZBACH, A. J.: Mikrometrische und histologische Analyse hypertropher menschlicher Herzen. Virchows Arch. path. Anat. 314, 534 (1947).
POPPER, L., u. F. K. FEIKS: Herzinfarkt und Koronarthrombose. Wien. klin. Wschr. 73, 421—423 (1961).
RAAB, W.: Neurogenic multifocal destruction of myocardial tissue. Rev. canad. Biol. 22, 217—239 (1963).

SCHOENMACKERS, J.: Die Blutversorgung des Herzmuskels und ihre Störungen. Lehrbuch der speziellen Pathologischen Anatomie. 11. und 12. Aufl. Ergänzungsband I, 1. Hälfte, 1. Lieferung. Berlin: Walter de Gruyter & Co. 1967, S. 59—199.

SELYE, H., u. G. GABBIANI: Fragen der Elektrolyte, des Stress und der Herznekrose. In: Lehrbuch der speziellen pathologischen Anatomie. 11. und 12. Aufl. Erg.-Band I, 1. Hälfte, S. 1—57. Berlin: Walter de Gruyter 1967.

SINAPIUS, D.: Häufigkeit und Morphologie der Coronarthrombose und ihre Beziehungen zur antithrombotischen und antifibrinolytischen Behandlung. Klin. Wschr. 43, 37—43 (1965).

UHLENBRUCK, W.: Warnsymptome und falscher Alarm beim Herzinfarkt. Verh. dtsch. Ges. Kreisl.-Forsch. 30, 169—185 (1964).

WARTMAN, W. B.: Report on the survey of heart infarction in the U.S.A. for 1 June 1964 to 31 May 1965. Path. Microbiol. 30, 546—556 (1967).

WESSLER, S., P. ZOLL, and M. J. SCHLESINGER: Pathogenesis of spontaneous cardiac rupture. Circulation 6, 334—351 (1952).

VIII. Klinische Physiologie

H. Just

1. Coronardurchblutung

Der pulsierende Blutstrom in den Herzkranzgefäßen ist der Anatomie und der diskontinuierlichen Arbeitsweise des Herzens ideal angepaßt. Er versorgt die arbeitende Kammermuskulatur und die empfindlichen Gewebe der Reizbildung und der Erregungsleitung sowie die intramuralen neuralen Strukturen mit einem reichlichen Angebot an arteriellem Blut, d. h. Sauerstoff und energieliefernden Substraten, unter allen Bedingungen physiologischer Kreislaufanpassung.

Der *hohe Sauerstoffbedarf* des Herzens wird bei einem Wirkungsgrad von 20—30% zu 79% für die mechanische Arbeitsleistung benötigt, 20% dienen der Erhaltung der Strukturen und dem Basalstoffwechsel, die wichtigen Gewebe des Reizleitungssystems begnügen sich mit nur 1% des gesamten Sauerstoffbedarfes.

Eine auffällige Eigenschaft des Herzmuskels, die ihn von der Skeletmuskulatur und allen anderen Organen unterscheidet, ist seine außerordentlich *hohe Sauerstoffextraktion* aus dem arteriellen Blut von durchschnittlich 70%. Dadurch ist es dem Herzen unmöglich, einen stärker erhöhten Sauerstoffbedarf durch vermehrte Ausschöpfung zu decken. Vielmehr muß bei stärkeren Belastungen die Blutzufuhr gesteigert werden. Der Herzmuskel ist also in hohem Maße vom reibungslosen Funktionieren des Coronarkreislaufes abhängig. Dessen Anpassungsfähigkeit ist ein hervorstechendes Merkmal des gesunden Herzens. Ihr Verlust ist bei den ischämischen Herzerkrankungen besonders nachteilig und für das frühe Auftreten von ischämischen Symptomen bei Belastung wesentlich mitverantwortlich.

Das *coronare Stromvolumen* beträgt für ein normalgewichtiges Herz unter physiologischen Bedingungen in Ruhe 200—250 ml/min. Das entspricht etwa 5% der gesamten Förderleistung des Herzens. Dabei transportiert die linke Kranzarterie mit ihren beiden Hauptästen ca. 85% dieser Blutmenge und versorgt die linke Kammerwand und den größten Teil des Kammerseptums mit 75—90 ml Blut pro 100 g Myokard und Minute. Diese Förderleistung kann bei Belastung ohne weiteres um 300—400% gesteigert werden. Nach kurzdauernder Ischämie kann das Stromvolumen der linken Kranzarterie frequenzunabhängig innerhalb von 10—12 sec sogar bis zu 700% zunehmen (reaktive Hyperämie, Gregg).

Die außerordentliche *Reservekapazität* des *Kranzgefäßsystems* beruht zum großen Teil auf einer erstaunlichen Erweiterungsfähigkeit der gesunden oberflächlichen, epikardialen Gefäßstrecken. Über ihre Funktion als Blutleiter hinaus sind die extramuralen Gefäßabschnitte als dynamische Speicher anzusehen, die in der Systole gefüllt werden und arterielles Blut unmittelbar in das intramurale Gefäßsystem entleeren, sobald dessen Strömungswiderstand mit Beginn der diastolischen Kammererschlaffung sinkt. Der Verlust dieser dilatatorischen Kapazität stellt wahrscheinlich einen wesentlichen pathophysiologischen Mechanismus bei der Entstehung der ischämischen Herzerkrankung dar.

Die *Größe der Coronardurchblutung* wird vom Perfusionsdruck und vom Strömungswiderstand bestimmt.

Der *Durchströmungsdruck* ist gegeben durch das Druckgefälle zwischen Aortenwurzel und Coronarsinus im rechten Vorhof. Das Prinzip der *Y-artigen Verzweigung der Kranzarterien* sorgt dafür, daß die regionale Durchblutung durch Widerstandsänderung sehr leicht reguliert werden kann, während die Speicherkapazität des Systems erhalten bleibt. Andererseits wird ein erhöhter Strömungswiderstand bei lokalisierter Gefäßverengung zur Umleitung dringend benötigten Blutstromes führen. Erfahrungsgemäß kommt es bei mehr als 75%iger Einengung des Gefäßquerschnittes zu schwerer Störung der regionalen Durchblutung. Anastomosen und Kollateralen springen ein (s. S. 69) und können bei nicht zu rasch einsetzender Lumeneinengung und sonst intakten Versorgungswegen den Blutstrom in voller Höhe aufrechterhalten. Leider ist aber die gleichzeitige Erkrankung mehrerer Kranzarterien bei der Coronarsklerose die Regel, so daß Kollateralkreisläufe nicht immer voll wirksam werden können.

Sinkt der Durchströmungsdruck, d. h. der arterielle Mitteldruck, bei bestehender Coronarstenose unter einen kritischen Wert, etwa durch die bei Arteriosklerose und Diabetes mellitus häufigen orthostatischen Blutdruckfehlregulationen, durch Herzrhythmusstörungen, Blutungen, Lungenembolien oder durch therapeutische Maßnahmen, so kann es auch ohne höchstgradige Coronarstenose zur überkritischen Drosselung des regionalen Blutstromes und damit zum Myokardinfarkt kommen.

Auch die im Gefolge eines Myokardinfarktes häufig eintretende Hypotonie (s. S. 105) ist gefährlich. Am Herzen kann sie zu einer Vergrößerung des ursprünglichen Infarktes oder zu neuen Infarzierungen in anderen gefäßgeschädigten Bezirken führen. Am Gehirn kann es zu einer Apoplexie und an den Extremitäten bei Stenosierung des versorgenden Gefäßes zur Gangrän kommen.

Neuerdings ist dem *arteriellen Mitteldruck* im Zusammenhang mit der oberflächlichen, epikardialen Anordnung der Herzkranzgefäße eine weitere Funktion zugeschrieben worden: Die durch den arteriellen Druck versteiften Coronararterien sollen nach Art eines Regenschirmes — nur daß dessen Rippen außen liegen — die diastolische Erweiterung des erschlafften Herzens fördern und so die Kammerfüllung verbessern

(„Gartenschlaucheffekt", LOCHNER). Es entspricht der klinischen Erfahrung, daß arterielle Hypotonie zusammen mit erniedrigtem venösem Füllungsdruck (Volumenmangel-Schock) katastrophale Auswirkungen auf die Förderleistung des Herzens hat. Auch von dieser Seite bedroht die Hypotonie den Herzinfarktkranken.

Der *Strömungswiderstand* im Coronarkreislauf setzt sich zusammen aus mehreren Faktoren. Wichtig sind der *Reibungswiderstand* und der *Gesamtstrombahnquerschnitt*.

Der *Reibungswiderstand* ist bestimmt durch die Blutviscosität, die etwa 2,2mal die des Wassers überschreitet (2,2 Centipoise) und vom Hämatokrit abhängig ist. Laminare Strömung in den extramuralen Coronararterien mit zentralem korpuskulärem Anteil und randständigem Plasmasaum sorgt für einen niedrigen Reibungskoeffizienten. Bei laminarer Strömung liegt er im Bereich der ersten Potenz der Strömungsgeschwindigkeit, steigt aber mit dem Übergang zu turbulenter Strömung mit der zweiten Potenz an. Elastizität und Oberflächenbeschaffenheit der störmungsgerecht angelegten Coronarien und ihrer Verzweigungen werden hier eine große Rolle spielen.

Der *Gesamtquerschnitt* der coronaren Strombahn bestimmt wesentlich den *Strömungswiderstand*.

Für eine Röhre gilt das bekannte Gesetz von POISEUILLE, das zwar auf das komplizierte Herzkranzgefäßsystem nicht einfach übertragen werden kann, jedoch eine Vorstellung von der Bedeutung der verschiedenen Faktoren vermittelt:

$$Q = \frac{(P1-P2) \times r^4}{8 v \times L}.$$

Dabei sind Q der (laminare) Strom/Zeiteinheit, $P1-P2$ der Perfusionsdruck, r der Gefäßradius, v der Viscositätskoeffizient und L die Länge des Gefäßes. Man erkennt sofort die überragende Bedeutung des Gefäßquerschnittes für den Strömungswiderstand: Dieser ändert sich nämlich mit der 4. Potenz des Radius, während der Perfusionsdruck nur in der ersten Potenz eingeht.

Der Gesamtstrombahnquerschnitt ist außerordentlich variabel und wird beeinflußt durch Anzahl, Länge und Weite der Arteriolen. Ihre Weite hängt ab von der Wandspannung, dem Gefäßtonus, und vom Druck des umgebenden Gewebes, dem intramuralen Druck, d. h. dem sog. extracoronaren Widerstand. Alle diese Faktoren unterliegen einem dauernden cyclischen Wechsel mit der Herzaktion.

Sie sind darüber hinaus regional verschieden ausgeprägt in Abhängigkeit vom durchströmten Gebiet.

Aus dem *Zusammenspiel* von phasischem Druckverlauf in der Aorta, rhythmischen Längen- und Weitenänderungen der epikardialen Coronararterien und Querschnittsänderungen der intramuralen Arteriolen resultiert der pulsierende coronare Blutstrom. Der Stromverlauf im Stamm der rechten Kranzarterie entspricht demjenigen in der Aortenwurzel selbst. Anders in der linken Coronararterie und ihren Hauptästen (Abb. 20), in die zwar frühsystolisch eine ziemlich große Blutmenge einströmt. Dann jedoch hört der Einstrom auf, um erst mit Beginn der Diastole erneut zuzunehmen. Der systolische Einstrom beträgt

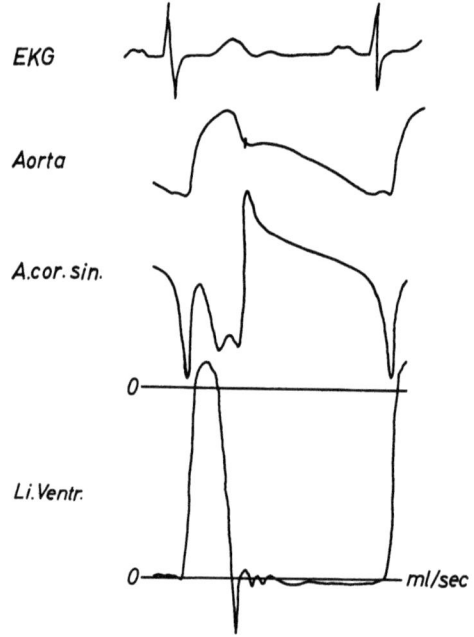

Abb. 20. Blutstrom in der linken Coronararterie. (Nach GREGG, 1962)

in Ruhe ungefähr 30% des Gesamtstromes. Bei Belastung kann er aber um mehr als das Zehnfache zunehmen und kann damit ein so großes Ausmaß erreichen, daß man sich fragen muß, wie eine so große Blutmenge in den epikardialen Gefäßen gespeichert werden kann. Wahrscheinlich wird man mit GREGG annehmen müssen, daß auch in der Systole ein transmuraler Blutstrom stattfinden kann.

Der erstaunlich große *systolische* Einstrom ermöglicht es dem Herzen, die Schlagfrequenz auf Kosten der Diastolendauer zu steigern.

Zahlreiche Fragen der Pathophysiologie des Coronarkreislaufes harren noch der Beantwortung. Der Ursprung des pektanginösen Schmerzes ist ungeklärt. Entsteht er in der Wand der erkrankten Gefäße? Warum zeigen Patienten mit ischämischer Herzerkrankung, die doch definitionsgemäß durch ein Mißverhältnis zwischen Blutbedarf und Blutversorgung gekennzeichnet ist, eine übernormale Zunahme der Coronardurchblutung unter Belastung? Warum verhalten andere sich gerade entgegengesetzt? Wie kann man die relativ bescheidenen Druck- und Pulsveränderungen nach Nitroglyzerin mit der unverhältnismäßig viel ausgeprägteren Abnahme des myokardialen Sauerstoffverbrauches vereinbaren?

Der Fragen sind Legion. Wir erhoffen weitere Einblicke, wenn wir die Konsequenzen der Ischämie am Myokard erörtern.

2. Infarktfolgen am Herzen

A. Störung des Kontraktionsablaufes

TENNANT u. WIGGERS beobachteten 1935, daß sich innerhalb einer Minute nach Unterbindung einer Coronararterie beim Hund der ischämische Myokardbezirk in der Systole ballonartig nach außen vorwölbte. Zahllose klinische Beobachtungen und neuerdings angiokardiographische Untersuchungsverfahren mit kinematographischer Darstellung des linken Ventrikels (Abb. 21) haben bestätigt, daß die asymmetrische Kontraktion eine charakteristische Folge der ischämischen Herzerkrankung mit lokaler Schädigung des Herzmuskels ist. GORLIN hat dafür den Begriff der Asynergie geprägt. HARRISON faßt in einem weiteren Konzept Störungen im koordinierten Erregungs- und Kontraktionsablauf als Dyssynergie zusammen.

Regionale Kontraktionsstörungen treten beim Infarkt sicher immer auf. Paradoxe Bewegungen der Kammerwand kann man als *funktionelle Aneurysmen* in etwa 70% der Fälle beobachten. Ereignet sich die ischämische Vorwölbung im Bereich derjenigen Anteile des Herzens, die der vorderen Brustwand anliegen, so können sie sichtbar, tastbar und registrierbar (Abb. 22) werden und dem untersuchenden Arzt wertvolle diagnostische Aufschlüsse liefern. DAVIE beobachtete 1962 abnorme präcordiale Bewegungen bei mehr als 60% seiner Patienten mit akutem Herzinfarkt. Funktionelle Aneurysmen können während nur weniger Herzaktionen im pektanginösen Anfall auftreten und, nachdem der ischämische Muskel sich erholt hat, wieder völlig verschwinden. Sie können nach einem Infarkt Stunden, Tage, Wochen oder dauernd fortbestehen. In SUHS u. EDDLEMANS Beobachtungen mit dem Kinetokardiogramm gingen 22% noch während der stationären Behandlung zurück, d. h. innerhalb der ersten 4 Wochen nach dem Infarkt.

Irreversible *Wandaneurysmen* bleiben bei etwa 10—20% der Infarkte zurück. Ursächlich sind für die Entstehung eines Aneurysmas Ausdehnung der Nekrose und der Kammerinnendruck verantwortlich.

Man sieht Aneurysmen nicht selten bei Kranken, die nach dem Infarkt noch in der akuten Phase körperlichen Belastungen ausgesetzt waren.

Die *Herzwandaneurysmen* bringen eine Reihe typischer *Komplikationen* mit sich. Einmal ist die Randzone des Aneurysmas eine Quelle hartnäckiger, ventrikulärer Rhythmusstörungen. Fortdauernde Kammerextrasystolen oder Anfälle von Kammertachykardie müssen den Verdacht auf das Bestehen eines Aneurysmas erwecken, sofern dieses nicht schon aus dem Fortbestehen der elektrokardiographischen Zeichen des akuten Infarktes, dem abnormen präcordialen Impuls oder der bei der Röntgendurchleuchtung sichtbaren, paradoxen Bewegung der Kammerwand erkannt worden ist.

Zum anderen bilden sich wandständige Thromben auf dem alterierten Endokard der Infarktzone besonders leicht und ausgedehnt dann, wenn starke Kammererweiterung oder Aneurysmabildung oder all-

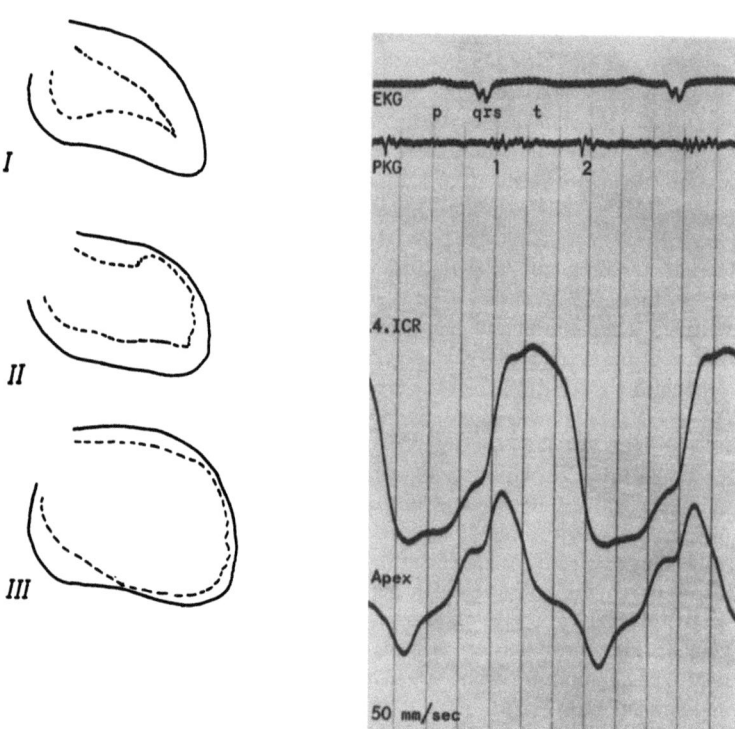

Abb. 21. Asymmetrischer Kontraktionsablauf des linken Ventrikels nach Infarkt. I Normale Verhältnisse. II Narbe an Seitenwand und Spitze. Endsystolisches Kammervolumen leicht vermehrt, enddiastolisches Volumen normal. III Endsystolisches und enddiastolisches Kammervolumen erheblich vergrößert bei ausgedehntem Wandaneurysma. — Endsystolische Kammerkontur gestrichelt, enddiastolisch ausgezogen

Abb. 22. Abnormer präcordialer Impuls bei Vorderseitenwandinfarkt. Annähernd normaler Kurvenverlauf über der Herzspitze (untere Kurve). Beachte den stark verlängerten Impuls im 4. Intercostalraum. Angiokardiographisch asymmetrischer Kontraktionsablauf

gemein verlangsamte Blutströmungsgeschwindigkeit den „Spüleffekt" des die Kammer durchlaufenden Blutes herabsetzen. Arterielle Embolien, vielfach wiederholt auftretend, sind häufig die Folge und gefürchtete Komplikation des Infarktes.

Betrifft die ischämische Asynergie einen *Papillarmuskel* im Verlaufe eines pektanginösen Anfalles oder eines Myokardinfarktes, so kann seine vorübergehende oder dauernde Kontraktionsschwäche zu einer partiellen Schlußunfähigkeit der Mitralklappe führen (Papillarmuskel-Dysfunktion). Zwar schließen die Mitralsegel zu Beginn der Systole vollständig, unter dem steigenden Kammerdruck aber wird der geschwächte Papillarmuskel gedehnt und das von ihm gehaltene Klappen-

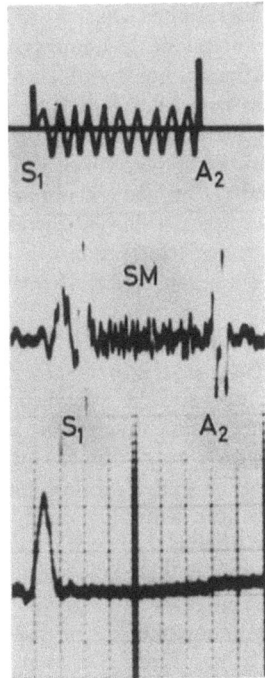
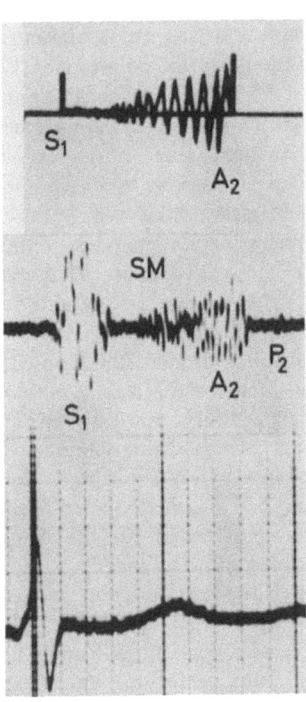

Abb. 23. Mitralinsuffizienz bei Myokardinfarkt. A Weiches, holosystolisches Geräusch bei relativer Mitralinsuffizienz. B Spätsystolisches crescendo-Geräusch bei Papillarmuskeldysfunktion. S_1: erster Herzton, A_2: Aortenklappenschlußton, SM: systolisches Geräusch

segel rutscht vom Schließungsrand vorhofwärts. Daraus resultiert eine spätsystolische Klappeninsuffizienz, die hinsichtlich des zurückfließenden Kammerblutvolumens unbedeutend, diagnostisch aber äußerst wichtig ist. Das dabei entstehende spätsystolische Crescendo-Geräusch an der Herzspitze, oft eingeleitet von einem mesosystolischen Klick (Abb. 23), ist so charakteristisch, daß es sofort die Diagnose erlaubt. Es überrascht uns nicht, daß das Geräusch meist nur vorübergehend hörbar ist. Ganz gelegentlich tritt es während nur weniger Herzaktionen im Angina pectoris-Anfall auf. HEIKKILÄ hat kürzlich darauf hingewiesen, wie häufig man solche Beobachtungen machen kann und hat seine klinische Diagnose wiederholt am morphologischen Befund der Papillarmuskelnekrose beweisen können. Es ist lange bekannt, daß die Papillarmuskeln bei der ischämischen Herzerkrankung besonders oft betroffen sind, liegen sie doch am versorgungsmäßig ungünstigen, entfernten Ende der intramuralen Strombahn.

Ein vollständig nekrotischer Papillarmuskel kann in seltenen Fällen akut abreißen. Das danach frei schlagende Mitralsegel führt zum Bilde der akuten Mitralinsuffizienz mit schwerster Druckerhöhung im linken Vorhof und den angeschlossenen Lungenvenen, unter Umständen mit Stromumkehr im pulmonalen Gefäßbett während der Kammersystole. Meist hört der Untersucher dann ein rauhes, lautes, holosystolisches Geräusch. Es kann aber auch geschehen, daß das zurückfließende Kammerblut in dem „nur" normal großen, weil nicht vorgeschädigten, linken Vorhof zu einer so schweren und raschen Druckerhöhung führt, daß die Regurgitation noch vor Systolenende aufhört. Das ist erkennbar am frühzeitig verstummenden Geräusch. Solche Patienten sind in schwerster Bedrängnis durch Lungenstauung mit Orthopnoe, Rechtsherzinsuffizienz mit Venendruckerhöhung und Schock bei stark herabgesetzter Auswurfleistung des Herzens.

Ähnlich dramatische Konsequenzen hat es, wenn unter der ischämischen Nekrose die freie *Kammerwand* oder das *interventrikuläre Septum* rupturiert. Im ersteren Falle erliegt der Kranke plötzlich der akuten Herzbeuteltamponade (s. S. 42). Ein solches Ereignis ist nach den Herzrhythmusstörungen die zweithäufigste Ursache für den plötzlichen Tod durch Myokardinfarkt (s. S. 109). Es gibt bis heute keinen schlüssigen Beweis für die Annahme, daß solche Rupturen durch Behandlung mit Anticoagulantien begünstigt würden.

Bei der *Septumruptur* entsteht plötzlich eine Kurzschlußverbindung zwischen linkem und rechtem Ventrikel, die in Abhängigkeit von der Größe der Durchflußöffnung und dem Druckunterschied zur pulmonalen Blutüberfüllung und Rechtsherzinsuffizienz führt. Da nicht unmittelbar tödlich, kann diese Komplikation, ebenso wie die des Papillarmuskelabrisses chirurgisch korrigiert werden. Dies ist neuerdings in einigen Fällen erfolgreich geschehen.

Die umschriebene Muskelstörung oder -zerstörung der ischämischen Herzerkrankung führt zur *asymmetrischen Kontraktion* und damit oft zu weitreichenden kontraktionsmechanischen Konsequenzen: Die Kontinuität des zirkulären Herzmuskels wird unterbrochen und die Zirkumferenz der Kammer kann lokal oder allgemein zunehmen. Vor allem bringt die Dehnbarkeit der ischämisch geschädigten Zone große kontraktionsmechanische Nachteile für die angrenzende, gesunde Kammermuskulatur mit sich.

Nach der Gleichung von LAPLACE wird die Wandspannung einer Hohlkugel von Innendruck und Radius bestimmt. Da man die linke Herzkammer für diese Zwecke als kugelig ansehen kann (LINZBACH), ergibt sich für den Fall der asymmetrischen Kontraktion die folgende

Überlegung: Der ischämische Bezirk wird unter dem Kammerinnendruck gedehnt. Der Krümmungsradius der Kammer wird zumindest in dem die dehnbare Zone einschließenden Äquator größer, während gleichzeitig auf dem Umfang weniger kontraktionsfähige Muskelelemente angetroffen werden, denn dieser ist streckenweise unterbrochen. Bei gleichbleibendem Innendruck nimmt die Wandspannung und damit der Sauerstoffverbrauch im ohnehin knapp versorgten, ischämisch erkrankten Herzmuskel zu. Gleichzeitig sinkt die Auswurfleistung, wenn die Kompensationsfähigkeit der gesunden Muskelfasern überfordert wird und wenn die ischämische Zone sich derart auswölbt, daß ein Pendelblutvolumen einen der Mitralinsuffizienz vergleichbaren Regurgitationseffekt hervorruft.

Da die erhöhte systolische Faserspannung einen Reiz für die Entwicklung von Faserhypertrophie darstellt, kann sich eine asymmetrische Hypertrophie entwickeln. Man erblickt darin den Entstehungsmechanismus der oft zu beobachtenden Linksherzhypertrophie bei ischämischer Herzerkrankung ohne arterielle Hypertonie oder Aortenstenose. So beobachteten DAVIS u. BLUMGART 1937, sowie PEENEN u. GURSTL 1962 bei vielen Normotonikern mit ischämischer Herzerkrankung Herzgewichte über 600 g. HOTES u. HORT fanden bei 617 Herzen mit ein- oder mehrzeitig abgelaufenen Infarkten ein durchschnittliches Herzgewicht von 500 g und beobachteten eine weitere Gewichtszunahme bei exzentrischer Hypertrophie und die höchsten Gewichte bei Herzwandaneurysmen.

Wir kommen zurück auf unsere Frage (s. S. 90) nach der Ursache der unverhältnismäßig großen Zunahme der Coronardurchblutung nach Belastung bei manchen Kranken mit ischämischer Herzerkrankung und fragen uns nun, ob nicht die unverhältnismäßig große Steigerung des Sauerstoffverbrauchs unter der asymmetrischen Kontraktion dafür verantwortlich ist.

Die Veränderungen des Kontraktionsablaufes im Gefolge der ischämischen Läsion beeinflussen in bisher unvollständig geklärter Weise die Dauer der linksventrikulären Systole. In vielen Fällen kann es zu einer Verlängerung der Systole kommen, die sich klinisch in einer paradoxen Spaltung des 2. Herztones äußert. Dieses Phänomen kann man mit dem Stethoskop leicht hören. Es hat sich als empfindliches Indiz gestörter Kammerkontraktion erwiesen und kann diagnostisch verwertet werden.

B. Herzinsuffizienz

Wir haben gesehen, daß der Infarkt, auch wenn er nur umschriebene Anteile des Herzmuskels betroffen hat, die Kontraktion- und Arbeitsleistung des Herzens beeinträchtigt.

Aus Beobachtungen und Messungen während pektanginöser Anfälle wissen wir, daß gleichzeitig mit dem Auftreten des ischämischen Schmerzes und der typischen Veränderungen im Elektrokardiogramm der enddiastolische Druck in der linken Kammer steil ansteigt. Zu diesem Zeitpunkt hört der geschädigte Muskel auf sich zu kontrahieren und wird passiv dehnbar. Die ventrikuläre Asynergie (s. S. 91) äußert sich hämodynamisch in einer Verminderung der Auswurfleistung pro Systole und die diastolische Restblutmenge nimmt zu. Die Veränderungen können während nur weniger Herzaktionen bestehen oder können, wenn sie hinreichend schwer sind, Herz- und Kreislauffunktion anhaltend beeinträchtigen und vielfältige Gegenregulationen im Organismus auslösen. Es entwickelt sich dann das klinische Bild der Herzinsuffizienz.

Die Reaktion des Gefäßsystems auf das Infarktereignis ist von größter Bedeutung für den Krankheitsablauf und soll weiter unten besprochen werden (s. S. 101).

Messungen bei Infarktkranken (SCHRÖDER u. Mitarb.) haben ergeben, daß während der ersten 24 Std nach dem Infarkt *Herzschlagvolumen* und *-minutenvolumen* regelmäßig vermindert sind. Innerhalb der ersten Woche erholt sich das Herz in der Regel und nach spätestens 2 Wochen ist bei der Mehrzahl der Infarktkranken eine normale Förderleistung des Herzens in Ruhe wiederhergestellt, vorausgesetzt, daß Komplikationen wie Herzrhythmusstörungen, Aneurysmabildung oder Herzdilatation nicht eingetreten sind.

Die hämodynamischen Veränderungen der Herzinsuffizienz bei Infarkt äußern sich klinisch in charakteristischer Weise: Der erhöhte enddiastolische Kammerdruck ruft eine vermehrte Kontraktionskraft der Vorhofsystole hervor. Dadurch entsteht ein mit dem Stethoskop wahrnehmbarer Vorhofton oder präsystolischer Galopp, der besonders beim frischen, oft auch beim älteren Infarkt so regelmäßig auftritt, daß er diagnostisch großen Wert besitzt. Verschlechtert sich die Herzleistung weiter und steigt damit der mittlere Druck im Vorhof, so kommt es mit der beschleunigten, frühdiastolischen Kammerfüllung zu einem Ventrikeldehnungston, den man als protodiastolischen Galopprhythmus hören und als sicheres Zeichen der Insuffizienz bewerten kann.

Ist der Infarkt ausgedehnt oder liegen multiple Infarzierungen vor, so kann sich eine schnell zunehmende *Herzdilatation* entwickeln. Die ungünstigen Arbeitsbedingungen für das Myokard bei Dilatation bewirken eine unverhältnismäßig starke Zunahme des Sauerstoffverbrauches (s. S. 95) bei abnehmender Förderleistung. Der Sauerstoffverbrauch wird vor allem bestimmt durch die mittlere systolische Faserspannung. Diese nimmt aber bei größer werdendem Kammerradius schnell zu. Soll das systolische Auswurfvolumen erhalten bleiben, so muß nach der Gleichung von LAPLACE eine immer größer werdende Kontraktionskraft bei immer kleiner werdendem Verkürzungsweg aufgebracht werden (LINZBACH). Wird die Leistungsfähigkeit der Muskelfasern überfordert, so ist die Insuffizienz unausbleibliche Folge. Die gleichzeitige Wirkung von erhöhtem Sauerstoffverbrauch und vermehrter Wandspannung führt am ischämisch geschädigten und in seiner Blutversorgung gestörten Herzen zu immer neuen Muskelzerstörungen und

Kontinuitätstrennungen. LINZBACH hat diesen zur chronischen Dilatation und Insuffizienz führenden Prozeß sehr anschaulich als *„Auslatschen"* bezeichnet.

Nach den Erfahrungen in den Überwachungsstationen für Infarktkranke (s. S. 110) entwickelt sich eine Herzinsuffizienz in der Frühphase des Infarktes bei 16—72% der Patienten. Die Prognose verschlechtert sich beim Eintreten dieser Komplikation sehr: Die Mortalität wird mit 60—80% angegeben.

Akute, schwere *Herzinsuffizienz* mit *Schock*, Zustände sog. vollständigen muskulären Herzversagens ereignen sich bei ca. 10—15% der Infarktkranken. Da eine erfolgreiche Behandlung heute noch nicht möglich ist (s. S. 112), endet diese Komplikation fast immer tödlich.

Leichtere Formen der Herzinsuffizienz sind oft voll reversibel. Allerdings bleibt eine latente Linksherzinsuffizienz in sehr vielen Fällen nach einem oder mehreren Infarkten dauernd zurück. Es ist nicht bekannt, wie oft dieses der Fall ist, da die Erkennung der latenten Insuffizienz ebenso wie ihre Definition oft Schwierigkeiten bereitet. Immerhin ist eine fortdauernde Leistungsminderung nach Myokardinfarkt so häufig, daß vorgeschlagen worden ist, alle Patienten mit abgelaufenem Infarkt dauernd mit Digitalis zu behandeln.

C. Arrhythmie

Die außerordentliche Leistungs- und Anpassungsfähigkeit des Herzens wird erst dadurch ermöglicht, daß das Herz selbst rhythmisch elektrische Impulse erzeugt und diese rasch und geordnet an die arbeitende Vorhof- und Kammermuskulatur fortleitet. Die hierfür verantwortlichen Strukturen des Reizbildungs- und -leitungssystems sind sehr eng mit der sympathischen und parasympathischen Innervation des Herzens verbunden.

Reizbildung und *Erregungsleitung* sind an lebensfähige Zellen mit intakter Zellmembran gebunden. An ruhenden Herzmuskel- oder Purkinje-Zellen besteht an der Zellmembran als Grenzfläche ein elektrischer Spannungsunterschied von 75 mV. Dabei ist das Zellinnere elektrisch negativ gegenüber der umgebenden, interstitiellen Flüssigkeit. Dieses sog. Membranpotential ist begründet und wird erhalten durch eine unterschiedliche Verteilung der Kationen im interstitiellen und intracellulären Raum. In die Membran eingebaute, energieverbrauchende Enzymsysteme sorgen dafür, daß Natrium-Ionen aus dem Zellinnern herausbefördert und Kalium dafür in der Zelle angereichert wird. Störungen dieses dynamischen Ungleichgewichtes können das Membranpotential zum Zusammenbrechen bringen. Dabei wird plötzlich Natrium in die Zellen einströmen und Kalium abfließen. Es entsteht eine elektrische Spannungsschwankung von etwa 90 mV, wodurch ein elektrisches Feld auftritt, das seinerseits benachbarte Zellen „depolarisieren" kann.

Die zur *spontanen Reizbildung* befähigten Zellen des Sinusknotens, des Atrioventrikularknotens und der Purkinje-Fasern zeichnen sich dadurch aus, daß ihr Ruhepotential nicht stabil ist, sondern sich vielmehr zunächst langsam entlädt bis zu einem Grenzwert, an dem das Membranpotential abrupt zusammenbricht. Die Geschwindigkeit der Spontanentladung in der sog. Phase 4 bestimmt die Eigenfrequenz der impulsbildenden Zelle.

Sofort nach der Depolarisation der Zellmembran wird das Potential durch Natrium- und Kaliumtransport wiederhergestellt (Natrium-Kalium-Pumpe).

Bei der Erregung des großen Zellverbandes des Herzens werden erhebliche *elektromotorische Kräfte* frei, da jede einzelne Zelle ihr Potential preisgibt. Dennoch beträgt die an der Körperoberfläche meßbare Spannungsänderung nur etwa 2 mV. Diese scheinbare Diskrepanz ist begründet dadurch, daß bei der gleichzeitigen Entladung vieler Fasern unterschiedlicher Lage und Richtung entgegengesetzt verlaufende Potentiale sich aufheben. Der resultierende elektrische Momentanvektor ändert sich fortwährend in Richtung und Größe im Verlaufe der Depolarisation und Repolarisation des Herzens und kann als Elektrokardiogramm von der Körperoberfläche abgeleitet und daraus in seinem räumlichen Ablauf rekonstruiert werden. Der mit dem Elektrokardiogramm vertraute Arzt kann aus so erkennbaren Erregungsausbreitungsstörungen den Infarkt diagnostizieren und lokalisieren.

Die Reizbildungstendenzen, d. h. die *Eigenfrequenz* der verschiedenen Zellverbände ist unterschiedlich. Gewöhnlich führt der Sinusknoten als Zellsytem höchster Eigenfrequenz das Herz im Sinusrhythmus mit einer Ruhefrequenz zwischen 60 und 100/min. Fällt er aus, so springt die nächstschnelle Zellgruppe, gewöhnlich der Atrioventrikularknoten mit einer Frequenz um 50/min ein. Wird dieser zerstört, so wird ein sog. tertiäres Reizbildungszentrum aus dem Hisschen Bündelstamm oder den Purkinje-Fasern einspringen. Dabei kann der Sinusknoten seine normale Tätigkeit beibehalten: Die Leitungsblockierung am Atrioventrikularknoten hindert ihn nur daran, die entscheidende Erregung der Kammer zu übernehmen.

Bei *Sinusrhythmus* breitet sich die Erregungswelle gleichmäßig über beide Vorhöfe hinweg aus mit einer durchschnittlichen Geschwindigkeit von 600—1200 mm/sec. Über Reizleitungsbahnen im Vorhof erreicht der Impuls sehr schnell den AV-Knoten, in dessen Zellgeflecht er für eine kurze Zeitspanne, das AV-Intervall, von 0,10—0,20 sec Dauer zurückgehalten wird, um dann mit hoher Leistungsgeschwindigkeit im Hisschen Bündel und den Reizleitungsschenkeln mit etwa 4000 mm/sec ziemlich gleichzeitig in beide Kammern fortzuschreiten. Die Erregungswelle erfaßt das Kammerseptum von links nach rechts und durchtritt die Kammerwand von innen nach außen mit einer durchschnittlichen Geschwindigkeit von 400 mm/sec.

In den letzten Jahren ist es immer deutlicher geworden, daß *Herz-*

rhythmusstörungen und *Störungen* der *Erregungsausbreitung* bei der ischämischen Schädigung in jedem Falle in typischer Weise auftreten. Rhythmusstörungen können unmittelbar lebensbedrohend für den Kranken werden. Die „elektrische Katastrophe" des Kammerflimmerns und Herzstillstandes ist die häufigste Todesursache beim Infarkt (s. S. 108).

Arrhythmien und Erregungsausbreitungsstörungen können im Gefolge des Infarktes auf verschiedene Weise entstehen:

1. Reizbildende oder leitende Strukturen können durch die Ischämie vorübergehend oder dauernd zerstört werden. Ausmaß und Bedeutung der Störung werden von Ausdehnung und Lokalisation des Infarktes abhängen. Intraventrikuläre Erregungsausbreitungen, Schenkelblock, AV-Block und Störungen des Sinusrhythmus sind typische Folgen.

2. Die zur tertiären Reizbildung befähigten Gewebe, besonders des peripheren Reizleitungssystems, können durch die Ischämie, Acidose oder Elektrolytverschiebungen so alteriert werden, daß ihre Reizbildungstendenz zunimmt und ektopische Rhythmen, Extrasystolen und Pararhythmien, den normalen Herzrhythmus unterbrechen oder verdrängen.

3. In engem Zusammenhang damit stehen infarktbedingte Erregungsrückbildungsstörungen, die über eine räumliche und zeitliche Desynchronisation der Repolarisation einen elektrisch unstabilen Zustand herbeiführen, in dem die spontane Reizbildungstendenz zunimmt und das Eintreten von Kammerflimmern begünstigt wird.

4. Durch das Infarktereignis können Reizzustände im vegetativen Nervensystem entstehen. Excessiver Sympathicus- wie Vagustonus kann Rhythmusstörungen verursachen. Störungen der sympathischen wie parasympathischen Innervation können über eine Beeinflussung der Repolarisationsphase der Entstehung des elektrisch unstabilen Zustandes Vorschub leisten, wenn auch die Zusammenhänge heute noch sehr unklar sind.

Erregungsausbreitungsstörungen sind beim Infarkt die Regel. Elektrokardiographisch erscheint die bekannte *Q-Welle* in den Ableitungen, die über dem Infarktgebiet liegen. Ist der Infarkt groß genug oder liegt er an elektrophysiologisch wichtiger Stelle, so kann es zu Abweichungen der elektrischen Herzachse kommen. Am bekanntesten ist dieser Fall, wenn bei anteroseptalem Infarkt die beiden vorderen Stränge des linken Reizleitungsschenkels miterfaßt werden, wodurch ein *überdrehter Linkstyp* entsteht. Wird auch der auf der rechten Seite des Kammerseptums gelegene rechte Reizleitungsschenkel betroffen, so ergibt sich das Bild des *Rechtsschenkelblocks mit überdrehtem Linkstyp*.

Das Auftreten eines Schenkelblockes beim Infarkt ist erfahrungsgemäß prognostisch ungünstig.

Die Zerstörung beider Reizleitungsschenkel bei *Septuminfarkt* führt zum bilateralen *Schenkelblock*, ein bedrohliches und oft sofort tödliches Ereignis, in dem das tertiäre, peripher gelegene Reizbildungszentrum stark verzögert und oft zu spät einsetzt, um den Kreislauf zu erhalten. Hierauf beruht wahrscheinlich die besonders schlechte Prognose des AV-Blockes bei Vorderwandinfarkt.

AV-Block bei Hinterwandinfarkt durch Schädigung des AV-Knotens bei Verschluß der ihn versorgenden rechten Kranzarterie ist ein nicht seltenes Ereignis (Tab. 3). Er tritt gewöhnlich am 1.—3. Tage nach dem Infarkt auf und bildet sich innerhalb von 3—5 Tagen meist (80—90%

Tabelle 3. *Arrhythmien bei Myokardinfarkt.* (Nach Lown, 1967, modifiziert)

	Vorkommen (%)
1. Elektrische Unstabilität	
Ventrikuläre Extrasystolen	80
Kammertachykardie	27,6
2. Potentielle elektrische Unstabilität	
Sinusbradykardie	26
Knotenextrasystolen	16,3
AV-Knotenrhythmus	4,7
AV-Block 1. Grades	10,7
2. Grades	6
3. Grades	7
3. Arrhythmien muskulärer Insuffizienz	
Sinustachykardie	35,3
Vorhofextrasystolen (häufig)	52,3
Vorhof- oder Knotentachykardie	11,3
Vorhofflattern	5,3
Vorhofflimmern	13
4. Elektrische Katastrophe	
Kammerflimmern	1
Asystolie	1

der Fälle) spontan zurück. Da Herzstillstand Folge des Blockes sein kann, ist diese Komplikation sehr gefürchtet. Sie hat viel von ihrem Schrecken verloren, seitdem es möglich ist, die Phase der AV-Blockierung mit elektrischen Schrittmachern zu überbrücken. Todesfälle durch AV-Block beim Infarkt sind dadurch sehr viel seltener geworden.

Die in der Umgebung des Atrioventrikularknotens gelegenen parasympathischen Nervendigungen können bei ischämischer Schädigung Vagusreizsymptome auslösen. Hierauf beruht höchstwahrscheinlich die bei Hinterwandinfarkt sehr häufige *Sinusbradykardie* und *AV-Überleitungsverzögerungen.*

Die ischämische Schädigung des Sinusknotens durch Verschluß der Sinusknotenarterie ist in ihrer Bedeutung sicher überschätzt worden. Es kann heute nicht eindeutig entschieden werden, welche Entstehungsursache für die häufigen Vorhofarrhythmien beim Infarkt verantwortlich zu machen ist. Statistisch ergibt sich eine auffällige Häufung

(Tab. 3) der supraventrikulären Arrhythmien bei Zuständen muskulärer Herzinsuffizienz.

Sinustachykardie ist die häufigste Rhythmusstörung im Rahmen des muskulären Herzversagens. Für sich selbst ungefährlich, ist sie wegen der Schwere der zugrundeliegenden Störung prognostisch mit Vorsicht zu beurteilen.

AV-Knotenrhythmen treten in 10—15% der Infarkte auf, meistens im Zusammenhang mit Herzinsuffizienz. Nicht selten übernimmt der AV-Knoten die Führung des Herzens als Ersatzrhythmus bei Sinusbradykardie. In solchen Fällen kann es geschehen, daß der Verlust der koordinierten Vorhofkontraktion mit dem Eintreten des Ersatzrhythmus zu einer akuten Verschlechterung der Förderleistung des Herzens führt. Hypotonie und Schocksymptome können akut auftreten. Meist sind es hypertrophierte oder am Rande der Insuffizienz stehende Infarktherzen, die kritisch von der zugeordneten Vorhofsystole abhängen.

Langsamer *Knotenrhythmus* begünstigt ebenso wie *Sinusbrady-*

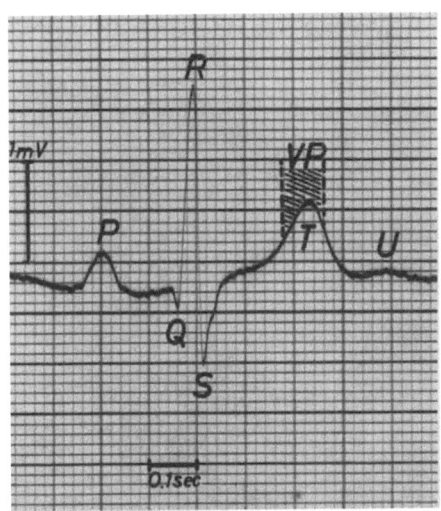

Abb. 24. Vulnerable Phase des Herzens im Elektrokardiogramm (VP, gestrichelte Fläche). Quotient QT/Q-VP 0,85. Beachte außerdem, daß die Phase der Depolarisation des Herzens nur 0,08 sec dauert, während die Repolarisation 0,36 sec erfordert (siehe Text)

kardie die Entstehung von ventrikulären Extrasystolen und ektopischen Rhythmen. Vor allem aber kann auf bisher noch ungeklärte Weise mit der Bradykardie der Zustand elektrischer Unstabilität eintreten, der sich mit dem Auftreten besonders frühzeitig einfallender Extrasystolen (s. u.) zu erkennen gibt. Bei spontaner oder therapeutischer Beschleunigung des Herzens kann dieser Zustand prompt verschwinden.

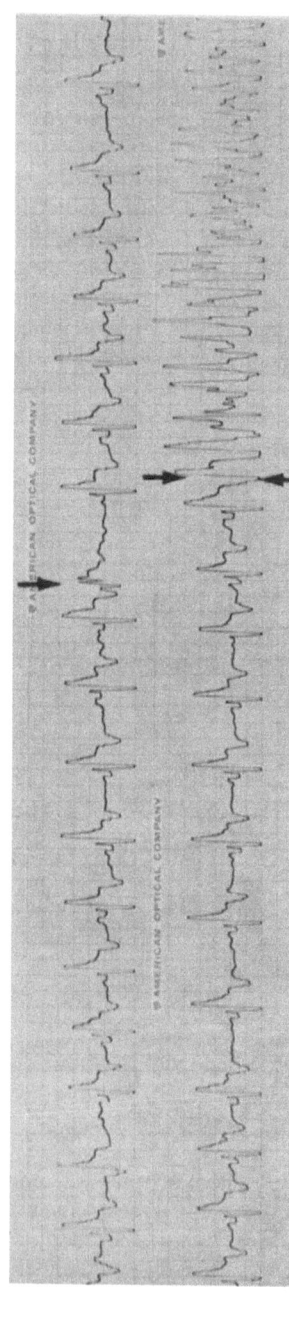

Abb. 25. Elektrische Unstabilität. Fortlaufend registriertes Elektrokardiogramm aus dem Magnetspeicher eines Monitors, das die Ereignisse vor dem Eintreten von Kammerflimmern zeigt: Bei ↓ erkennt man eine ventrikuläre Extrasystole, die kurz nach dem T-Gipfel einfällt und ohne Folgen bleibt. 19 sec später trifft bei ↗ eine weitere Extrasystole die vulnerable Phase des voraufgegangenen Schlages und löst Kammerflimmern aus. Das Auftreten der Extrasystolen ist von einer Verlangsamung der Herzfrequenz begleitet

Wir haben gelernt, *Bradykardie* und *ventrikulären Extrasystolen* beim Infarkt größte Aufmerksamkeit zu widmen. Die letzteren sind, einzeln oder in Paaren auftretend, die häufigste Rhythmusstörung beim Infarkt überhaupt. Wahrscheinlich treten sie so gut wie immer dabei auf. Wie oft der Arzt sie erfaßt, hängt wahrscheinlich nur von der Art der Überwachung des Herzrhythmus ab. Sind die Extrasystolen vielfach nur von geringer klinischer Bedeutung, so müssen sie doch mit Argwohn betrachtet werden: Erstens können sie Anzeichen elektrischer Unstabilität und damit der Bereitschaft zum Kammerflimmern sein, zweitens können sie der Beginn von Parasystolien oder schnellen, ektopischen Kammerrhythmen sein, die ihrerseits in Kammerflimmern übergehen können. Doch kann schon allein die abnorme, asymmetrische Kammererregung oder die schnelle Frequenz die Förderleistung des Herzens auf das Schwerste beeinträchtigen.

SMIRK u. PALMER beobachteten 1960 und 1962, daß Extrasystolen, die in die *T-Welle* des voraufgegangenen Schlages fallen, *Kammerflimmern* und den plötzlichen Tod herbeiführen können.

Von verschiedenen Physiologen (WIGGERS u. WEGRIA) war schon früher darauf hingewiesen worden, daß das Herz zum Zeitpunkt des Gipfels der *T*-Welle auf Reize verschiedener Art mit Kammerflimmern reagieren kann („vulnerable Phase", Abb. 24). Unter den Bedingungen der Acidose und der Anoxie, wie sie im Infarktgebiet auftreten, aber auch durch Elektrolytverschiebungen, besonders Hypokaliämie, oder Digitalis kann das Herz so empfindlich werden, daß schon geringste Reize, wie etwa der Impuls einer spontanen Extrasystole genügt, um Flimmern auszulösen (Abb. 25).

Darüberhinaus scheint die so früh, d. h. zur Zeit von *T* einfallende Extrasystole auf derselben Grundlage zu entstehen, wie die Bereitschaft zum Kammerflimmern, nämlich einer Desynchronisation der Erregungsrückbildung.

Das unmittelbare Nebeneinander von Zellen stark verschiedenen Polarisationszustandes ist typisch für den Zustand der elektrischen Unstabilität. Die Störung der Repolarisation kann verstärkt werden durch Erregungsausbreitungsstörungen bei lokalisierter ischämischer Schädigung oder durch aberrante Kammererregung gleich welcher Ursache, durch vegetative Innervationsstörung oder exzentrische Kammererregung bei Extrasystolen. Durch schnell aufeinanderfolgende Extrasystolen kann das Herz sehr schnell „sensibilisiert" werden. Kammertachykardie und -flattern können zu Kammerflimmern „entarten".

Es verwundert nicht, daß Bradykardie mit relativer Verlängerung der QT-Zeit und die eigentümlichen Formen isolierter, idiopathischer QT-Verlängerung Zustände potentieller elektrischer Unstabilität darstellen.

3. Auswirkungen des Infarktes auf den Kranken und Infarktfolgen am Kreislaufsystem

Herzschmerzen, Herzklopfen und das Bewußtsein herzkrank zu sein flößen dem Kranken Furcht und Angst ein. Besonders das akute Ereignis des Infarktes ist oft von Todesangst begleitet. Der Kranke spürt die Gefährdung seines Lebens, doch ist die Angst meistens ausgeprägter als die Schwere der Situation es rechtfertigte.

Die Angst des mit der akuten Dramatik konfrontierten Arztes verstärkt oft die Befürchtungen des Patienten und steigert seinen angsterfüllten Spannungszustand. Emotionen erschweren es, in einer Situation Herr zu bleiben, die unter Umständen rasches und kaltblütiges Handeln erfordert.

Die Angstempfindung ist auf das engste mit der vegetativen Innervation verbunden, und die sympathischen und parasympathischen Einflüsse auf die Regulation von Herz und Kreislauf haben größte Bedeutung.

Hyperventilation, durch Angst ausgelöst, kann bei eingeschränkter Leistungsreserve des Herzens durch Vermehrung des venösen Rückstromes Herzinsuffizienz auslösen.

Im Gefolge des Infarktes kommt es regelmäßig zu Reflexabläufen im vegetativen Nervensystem. Die Reflexe — z. B. der bekannte Bezold-Jarisch-Reflex — werden wahrscheinlich ausgelöst durch die Reizung von Nervenendigungen, die in der Kammer- und Vorhofwand gelegen sind (AVIADO u. SCHMIDT).

Vagusreizung ist besonders häufig bei Hinterwandinfarkt (s. S. 100) und äußert sich in Sinusbradykardie, Hypotonie und peripherer Vasodilatation, d. h. warmer Haut und niedrigem zentralen Venendruck.

Die häufigere *Sympathicusreizung* geht einher mit Tachykardie und Gefäßkonstriktion, also Blässe, feuchter, kalter Haut und schwachem Puls bei Hypotonie. Der zentrale Venendruck ist ebenfalls niedrig, solange eine Stauungsinsuffizienz fehlt. Allerdings ist es klinisch oft sehr schwer zu entscheiden, welche Rolle die Herzinsuffizienz bei der Entstehung und Erhaltung des Schockzustandes spielt. Galopprhythmus und zentraler Venendruck sind wichtige diagnostische Hilfsmittel in dieser Situation.

Innerhalb der ersten Minuten nach dem Infarkt steigt der Blutdruck durch Sympathicusreizung mit arterieller Widerstandserhöhung an. Bald gefolgt von einer Blutdrucksenkung, die über längere Zeit fortbestehen kann. Hochdruckkranke können mit einem Herzinfarkt ihre Hypertonie für lange Zeit verlieren.

Geht die *Blutdrucksenkung* aber mit einer Einengung der Blutdruckamplitude einher, d. h. steigt der diastolische Druck bei fallendem systolischem Druck, und tritt gleichzeitig ein Galopprhythmus und Atemnot auf, so kann man sicher sein, daß eine *Herzinsuffizienz* vorliegt.

Man kann zwei Formen der Herzinsuffizienz unterscheiden: Erstens diejenige, bei der die herabgesetzte Förderleistung des Herzens mit Mangeldurchblutung der Körperorgane im Vordergrund steht; zweitens jene, bei der eine Aufstauung von zurückkehrendem Blut vor dem leistungsschwachen Herzen in Lungen- und Körpervenen das klinische Bild bestimmt.

Die erste Form, eng verbunden mit den Zuständen excessiven Sympathicustonus, mit Hypotonie, Tachykardie und peripherer Widerstandserhöhung ist eine häufige Komplikation des akuten Infarktes. Durch Verteilungsstörungen in der Körperperipherie mit „Sequestration" beträchtlicher Blutvolumina etwa im Splanchnicusgebiet kann auch bei sicherem Herzversagen der zentrale Venendruck wegen Verminderung des venösen Rückstromes niedrig sein.

Die allgemeine Vasokonstriktion behindert die Wärmeabgabe und führt zu leichter Temperaturerhöhung („Infarktfieber").

Bei sinkender Förderleistung des Herzens wird durch regionale Vasokonstriktion eine „Zentralisierung" des Kreislaufs eingeleitet, d. h. der Organismus versucht, die zur Verfügung stehende Blutmenge Hirn, Herz und Nieren bevorzugt zuzuführen. Der Preis ist jedoch hoch: Saure Stoffwechselendprodukte aus den gefäßverengten Gewebeabschnitten führen zu Acidose; Oligurie und Vermehrung des zentralen Blutvolumens zu Natriumretention und Vermehrung des zirkulierenden Flüssigkeitsvolumens. Im Falle des Herzversagens kann hierdurch der Prozeß nur verschlimmert werden.

Die Unfähigkeit des infarktgeschädigten Herzens, das zufließende venöse Blut auszuwerfen, führt zur *Stauungsinsuffizienz*, wobei ein Teil des Blutvolumens aus dem Körperkreislauf in das pulmonale Gefäßbett verlagert wird.

Der mittlere Druck im linken Vorhof und den gestauten Lungenvenen steigt. Die blutüberfüllten Lungen erfordern zur inspiratorischen Dehnung soviel Atemarbeit, daß der Sauerstoffverbrauch bis um 50% zunehmen kann. Der Kranke empfindet *Dyspnoe*, die auch von der reflektorisch ausgelösten Vertiefung der Atmung mitbestimmt wird. Unter normalen Verhältnissen erfordert die Atmung einen Arbeitsaufwand von 0,3 mkg/min. Dyspnoe tritt auf, wenn diese Arbeit auf 2—3 mkg/min zunimmt.

In aufrechter Position mag die Situation noch erträglich sein, da der venöse Rückstrom vermindert wird, die Zwerchfelle durch die Wirkung der Schwerkraft tiefer stehen und mehr intrathorakales Volumen zur Verfügung steht. Liegt der Kranke jedoch ab, so nimmt die Blutüberfülle der Lungen zu. Gleichzeitig wird das zirkulierende Blutvolumen und damit das venöse Angebot vermehrt durch gesteigerte Absorption von extracellulärer Flüssigkeit in ödematösen Gewebsbezirken. Beobachtet man schon normalerweise eine 5%ige Reduktion der Vitalkapazität im Liegen gegenüber sitzender Position, so kann diese bei pulmonaler Stauung 15—30% betragen.

Hinzu kommt, daß die erhöhte Atemanstrengung bei versteiften Lungen den venösen Rückstrom durch stärker negativen intrathorakalen Druck vermehrt, wodurch die Insuffizienz weiter verschlimmert werden kann.

Diese Kette von Ereignissen verursacht die für Linksherzinsuffizienz typische paroxysmale nächtliche Dyspnoe: Der Kranke erwacht 2—3 Std nach dem Einschlafen mit Angst und Atemnot, die er durch Aufsitzen oder Aufstehen bessern kann. Er verbringt den Rest der Nacht im Bett oder im Lehnstuhl sitzend in der berechtigten Furcht, der Anfall könne erneut auftreten.

Die pulmonale *Stauung* erschwert den Gaswechsel durch ödematöse Verdickung der Alveolarsepten und der Bronchialschleimhaut. Dabei kann die letztere durch Bronchienverengung hörbares Giemen und regionale Minderbelüftung verursachen. Lokalisierte Störungen der Ventilation und der Perfusion im Lungengewebe sind die Regel bei pulmonaler Stauung. Sie verursachen es, daß venöses Blut die arterielle Strombahn erreicht, ohne am alveolären Gasaustausch teilgenommen zu haben. Die venöse Beimischung zum arteriellen Blut senkt dessen Sauerstoffgehalt und bedingt die fast stets meßbare Minderung der arteriellen Sauerstoffspannung nach Myokardinfarkt (SHILLINGFORD). Verminderte arterielle Sauerstoffspannung zusammen mit vermehrter peripherer Ausschöpfung bei herabgesetztem Herzminutenvolumen und allgemeiner Gefäßverengung ist die Ursache des aschgrauen Aussehens des Infarktkranken.

Steigt der Lungenvenendruck bei zunehmendem Linksherzversagen weiter, so kann Blutplasma in die Lungenalveolen transsudieren. Dies ist dann der Fall, wenn der mittlere Druck in den Lungenvenen und -capillaren 25—30 mm Hg überschreitet. Im *Lungenödem* ist der Gaswechsel auf das schwerste beeinträchtigt, blutig-schaumiges Sputum füllt die Bronchien und wird keuchend abgehustet. Der Husten beschleunigt seinerseits den venösen Zustrom zum ohnehin belasteten rechten Herzen, wenn auch der hohe intrathorakale Druck des Hustenstoßes selber momentan die Kammerfüllung reduzieren und Erleichterung bringen kann.

Die *pulmonale Hypertonie* und Hyperämie bedeutet natürlich eine Belastung für das rechte Herz. Versagt dieses, in seltenen Fällen durch Übergreifen des Infarktes auf die rechte Kammerwand, oft wegen komplizierender Lungenembolien, meist aber unter dem Linksherzversagen allein, so kommt es zur Stauung in den großen Körpervenen mit Drucksteigerung. Bei Dilatation der versagenden rechten Kammer kann die Tricuspidalklappe schlußunfähig werden, wonach eine besonders schwere Stauung auftritt. Die Leberstauung kann so starke Oberbauchbeschwerden verursachen, daß der Arzt zur Fehldiagnose einer Gallenblasenerkrankung verleitet werden kann.

Ebenso kann die Stauung der Darmschleimhaut zusammen mit erhöhtem Sympathicustonus Stuhldrang und Diarrhoe auslösen, so daß gastrointestinale Symptome den Infarkt in der Frühphase ganz überdecken können.

Vielfach bessert sich die Atemnot, besonders die *Orthopnoe* des Kranken, mit dem Eintreten des Rechtsherzversagens; besonders dann, wenn Tricuspidalinsuffizienz hinzutritt. Der Grund liegt in der nachlassenden „vis à tergo" im Lungencapillarbett.

Dem *zentralen Venendruck* wird seit einigen Jahren eine große Bedeutung in der Beurteilung der Herzfunktion zugemessen. Zwar spiegelt er den venösen Rückstrom zum rechten Herzen ebenso wie dessen Füllungsdruck wider, in zahlreichen Situationen aber ist ein beginnendes Linksherzversagen nur an Veränderungen des Füllungsdruckes der linken Kammer zu erkennen. Aus diesem Grunde muß der Pulmonalisdruck zur Überwachung solcher Patienten mitherangezogen werden.

Bei schwerem Rechts- und Linksherzversagen mit verlängerter Zirkulationszeit, erniedrigtem Herzminutenvolumen und allgemeiner Hypoxie und Gewebsacidose kann sich eine periodische Atmung vom *Cheyne-Stokes*-Typ entwickeln. In Abständen von 10—30 sec wird der Kranke unruhig, atmet immer tiefer und schneller und Herzrhythmusstörungen treten auf. Danach beruhigt er sich, die Atmung wird flacher, um schließlich in einen Atemstillstand mit Apathie überzugehen, der den Unerfahrenen glauben machen kann, der Kranke erwache nicht wieder.

Besteht die Herzinsuffizienz über längere Zeit, so werden kompensatorische Mechanismen in Gang gesetzt, von denen wir an dieser Stelle nur einige erwähnen wollen.

Die Vermehrung des zentralen Blutvolumens auf Kosten der peripheren Durchblutung löst eine Zunahme des Blutvolumens im ganzen aus. Aktivierung des Sympathicus und Ausschüttung des Natriumretinierenden Hormons Aldosteron sorgen für eine Na- und Wasserretention. Da diese schneller einsetzt als die ebenfalls reflektorisch stimulierte Neubildung von Proteinen und korpuskulären Blutbestandteilen, entwickelt sich zunächst eine relative Blutverdünnung. Im weiteren Verlauf entstehen Ödeme, besonders in den abhängigen Partien, wie der Sacralgegend und den Oberschenkeln bei bettlägerigen Patienten, Knöcheln und Füßen bei ambulanten Kranken. Pleuraergüsse sind häufig, stauungsbedingter Perikarderguß aber beim Infarkt eher selten. Tritt eine Herzbeuteltamponade nach Infarkt auf, so soll man eher an ein Hämoperikard infolge von Anticoagulantientherapie denken oder an begleitende, nicht infarktbedingte Ursachen. Das Ausmaß der Flüssigkeitsretention und der Ödembildung wird von der Flüssigkeitsausscheidung der Nieren bestimmt, die ihrerseits stark von der Blutdurchströmung und damit von Herzminutenvolumen und Gefäßweite abhängt. Es besteht eine ungefähre Parallelität zwischen der Filtrationsleistung und der Glomeruli und dem Ausmaß des Ödems.

In der Frühphase nach dem Infarkt kommt es regelmäßig zur Oligurie, die mit wieder zunehmender Förderleistung des Herzens und nachlassendem Sympathicustonus wieder verschwindet und unter Umständen einer Polyurie Platz machen kann.

Plötzlich einsetzende Polyurie muß allerdings immer den Verdacht auf das Bestehen einer schnellen Form der Herzrhythmusstörung erwecken.

4. Todesursachen beim Herzinfarkt

Zwischen dem plötzlichen Herztod, der volleistungsfähige Menschen wie ein Blitz aus heiterem Himmel ereilt, und dem Tod im Herzversagen nach einem jahrelangen Leidensweg mit wiederholten Infarkten und fortschreitender Herzinsuffizienz bestehen nicht nur alle Abstufungen und Kombinationsformen, sondern vor allem ein prinzipieller Unterschied in dem zum Tode führenden Mechanismus.

Es lassen sich heute vier hauptsächliche, zum Tode führende Komplikationen herausarbeiten:

1. Elektrisches Herzversagen: Kammerflimmern, Asystolie.
2. Mechanisches oder vollständiges muskuläres Herzversagen bei ausgedehnten oder multiplen Infarkten.
3. Ruptur der Herzwand oder wichtiger Strukturen.
4. Sekundärfolgen des Infarktes.

Der für den Infarkt typische Zustand der elektrischen Unstabilität des Herzens (s. S. 103) kann, unter Umständen sehr rasch, zum Kammerflimmern und damit sofort zum tödlichen Herz- und Kreislaufstillstand führen.

Dieses Ereignis ist besonders in der Frühphase des Infarktes häufig und ist sicher für die überwiegende Anzahl der frühen Infarkttodesfälle verantwortlich. Die Häufigkeit des Kammerflimmerns wird für stationär behandelte Patienten, deren Beobachtung gewöhnlich nicht früher als etwa eine Stunde nach Eintreten des Infarktes beginnt, mit 10—20% angegeben (Second Bethesda Conference 1966, WAHLBERG). Natürlich ist es sehr viel schwieriger, solche Information über in vollem Leben stehende Patienten im Augenblick des Infarktes zu gewinnen. Wir können jedoch annehmen, daß Kammerflimmern in der allerersten Phase des Infarktes, mit oder unmittelbar nach seinem Eintreten wesentlich häufiger ist.

Natürlich kann Kammerflimmern während jeder Phase der ischämischen Herzerkrankung auftreten. Besonders gefährdet ist der Kranke immer dann, wenn *frische* ischämische Störungen eintreten.

Kammerflimmern kann außerdem bei schwerer Herzinsuffizienz dem Leben ein Ende setzen, meist im Zusammenhang mit Elektrolyt- oder pH-Verschiebungen.

Eine ventrikuläre Asystolie, d. h. ein vollkommenes Fehlen eigener elektrischer Aktivität des Herzens, kann ebenfalls für den plötzlichen Herztod verantwortlich sein. Es ist nicht bekannt, wie häufig dieses vorkommt, doch ist es sicher seltener als Kammerflimmern. Der Entstehungsmodus ist nicht gut geklärt. Häufig tritt es ein bei einem Infarkt, der das Kammerseptum erfaßt, wobei ein vollständiger AV-Block mit zu langsam einspringendem, tertiärem Reizbildungszentrum den Herzstillstand herbeiführt (s. S. 99).

Ebenfalls in diese Rubrik gehört der Zustand der elektromechanischen Dissoziation. Eine vollständige Entkoppelung der unter Umständen unverändert weiterlaufenden elektrischen Erregung und der Muskelkontraktion beendet das Leben durch mechanischen Herzstillstand. Welche cellulären, metabolischen Veränderungen diesen seltenen Zustand herbeiführen, ist nur ungenügend aufgeklärt.

Die zweithäufigste, wenn auch seltene Ursache plötzlichen Herztodes nach Infarkt ist die schon früher erwähnte (s. S. 94) Herzwandruptur. Sie tritt gewöhnlich nach einigen Tagen, so gut wie stets aber innerhalb der ersten zwei Wochen nach dem Infarkt (s. S. 42) auf.

Zerreißung des Herzens im Bereich der ischämischen Nekrose können durch Papillarmuskelabriß oder Kammerseptumruptur zur tödlichen Herzinsuffizienz führen.

Bei sehr ausgedehnten oder multiplen Infarkten können die Kontraktionsbedingungen für die spärliche verbliebene Kammermuskulatur so schlecht werden (s. S. 95), daß der Kranke nach meist kurzem Krankheitsverlauf an schnell zunehmender Herzinsuffizienz und cardiogenem Schock stirbt. Erfahrungen in den Intensivpflegestationen haben gelehrt, daß dies aber nur in 10—15% der Fälle vorkommt (s. S. 97).

Die chronische Herzinsuffizienz mit Dilatation und Hypertrophie der linken Kammer und eventuell ausgedehnter Fibrose des Myokards bei rezidivierenden Infarkten führt nach einem oft langen Leiden zum unausweichlichen Ende.

Unter den mehr oder weniger mittelbaren Sekundärfolgen des Infarktes, die zum Tode des Kranken führen können, wollen wir die arterielle Embolie und die cerebrale Ischämie nach infarktbedingter Hypotonie mit Versiegen des Blutstromes in stenosierten Hirngefäßen erwähnen.

Lungenembolien treten bei bettlägerigen Patienten besonders häufig auf, wenn die periphere Durchblutung durch eine Herzinsuffizienz verschlechtert ist. Dadurch wird eine Thrombose in Bein- oder Beckenvenen begünstigt. Lungenembolien können unmittelbar zum Tode führen durch Verlegung der Pulmonalarterie. Andererseits kann eine Embolie durch die begleitende Hypotonie zu erneuter, eventuell letaler Infarzierung führen (s. S. 88).

40—50% der Infarktkranken versterben an dem akuten Ereignis oder seinen Folgen. Unter denjenigen Kranken, die lange genug überleben, um in stationäre Krankenhausbehandlung zu gelangen, beträgt die Mortalität 20—40%. Eine durchschnittliche Mortalität von 30% ist bemerkenswert konstant unter den Verhältnissen Westeuropas und Nordamerikas der letzten 20 Jahre.

5. Intensivpflege und Wachstationen zur Besserung der Überlebenschancen

Die Erkenntnis, daß einige der zum Tode führenden Komplikationen des Infarktes reversibel sind, wenn man sie nur rechtzeitig erkennt und rasch genug handelt, hat zur Errichtung der ersten Intensivpflegestationen durch DAY (1962) und BROWN (1963) geführt. Sie gingen so vor, daß einige Betten von einer gewöhnlichen Krankenstation abgetrennt wurden und in einer leicht übersehbaren Einheit zusammengefaßt und mit allen personellen und methodischen Voraussetzungen für die Wiederbelebung und Schockbehandlung ausgestattet wurden.

Die Voraussetzungen dazu waren gegeben durch die Entwicklung verbesserter Techniken der Wiederbelebung, namentlich die der unblutigen Herzmassage durch externe Thoraxkompression durch KOUVENHOUVEN, JUDE u. KNICKERBOCKER (1960) und der Beatmung. Eine erfolgreichere Behandlung der Herzrhythmusstörungen, Herz- und Kreislaufstillstand wurde möglich durch die elektrische Unterbrechung von Tachyarrhythmien und Kammerflimmern (Defibrillation und Kardioversion) mittels Applikation eines hinreichend starken, eventuell herzphasengesteuerten Gleich- oder Wechselstromimpulses über Thoraxelektroden in die Gegend des Herzens. Die elektrische Stimulierung des Herzens durch elektrische Herzschrittmacher über in das Herz eingebrachte Elektroden versetzte uns in die Lage, Bradykardie, Herzblock und Herzstillstand erfolgreich zu behandeln. Außerdem war es möglich geworden, das Elektrokardiogramm des Kranken über sogenannte Monitoren fortlaufend zu registrieren und sichtbar zu machen und im Falle einer Rhythmusstörung automatisch Alarm auszulösen.

Der Erfolg der ersten Spezialstationen dieser Art hat zu einer außerordentlich schnellen Verbreitung des Konzepts geführt, so daß 1968 etwa 400 solcher Einheiten allein in den USA in Betrieb waren.

Berichteten auch die ersten Inntensivpflegestationen Mortalitätsziffern, die unter denen der allgemeinen Infarktletalität lagen (16 bis 24%/o gegenüber ca. 30%/o), so zeigte es sich jedoch bald, daß eine echte Verbesserung der Überlebenschancen nicht erreicht worden war. Dies änderte sich erst dann, als nach der Konzeption von LOWN das Schwergewicht dieser Stationen von der Reanimation darauf verlegt wurde, Wiederbelebungssituationen vorbeugend zu verhindern. LOWN berichtete 1967 über 130 aufeinanderfolgende Patienten mit Myokardinfarkt. Unter diesen fand sich bei einer Gesamtmortalität von 11,5%/o — weitere 5,4%/o verstarben nach Verlegung auf Allgemeinstationen — kein einziger Fall von Kammerflimmern oder ventrikulärer Asystolie als Todesursache mehr. 13 der 15 Verstorbenen waren an Herzinsuffizienz und im Schock ad exitum gekommen, zwei am Herzblock. Neuere Berichte aus ähnlich orientierten Überwachungsstationen ergaben ähnliche Resultate.

Die Verbesserung der Überlebenschancen ist möglich geworden durch frühzeitige Anwendung des elektronischen Monitors und konsequente Behandlung der Rhythmusstörungen der elektrischen Unstabilität und ihrer Vorläufer.

Es kann kein Zweifel daran bestehen, daß es die Aufgabe der Infarktüberwachungsstationen sein muß, bedrohliche Entwicklungen so frühzeitig wie möglich zu erkennen, so daß vorbeugende Maßnahmen eingeleitet werden können. Es ist der Begriff der Trend-Analyse eingeführt worden.

Methoden der elektronischen Datenverarbeitung und Magnetbandspeicherung ermöglichen heute eine detaillierte Analyse des Herzrhythmus und seiner Störungen, sowie in den ersten Ansätzen auch hämodynamischer und blutchemischer Daten. Allerdings haben bisher andere Parameter als das Elektrokardiogramm wie Atmung, arterielle oder venöse Drucke oder Blutgase wegen des technischen Aufwandes und der damit verbundenen Belästigung des Kranken nur in Einzelfällen Eingang in die Überwachungsstation gefunden. Es bleibt abzuwarten, ob in Zukunft verbesserte, miniaturisierte Methoden der Druckmessung und der Gas- und Blutsauerstoffanalyse Hämodynamik und Gaswechsel in die Infarktüberwachung und Trend-Analyse miteinbeziehen können.

Die Fortschritte der Elektronik und der Meßtechnik dürfen jedoch nicht darüber hinwegtäuschen, daß die entscheidende Voraussetzung für das Funktionieren und den Erfolg einer Infarktüberwachungsanlage das Arzt- und Pflegepersonal ist. Schwestern und Ärzte müssen speziell ausgebildet und selbst die Schwestern müssen in der Lage sein, Herzrhythmusstörungen zu erkennen und eventuell selbständig zu behandeln.

Unterstützt wird das Personal durch den elektronischen Monitor, der das Elektrokardiogramm des Patienten auf einem Kathodenstrahloszillographen am Bett und an einer zentralen Überwachungsstelle anzeigt und auf programmierte Rhythmusänderungen hin Alarm auslöst. Die Station muß mit allen zur Wiederbelebung und Schockbehandlung notwendigen Geräten und Möglichkeiten versehen sein. Wünschenswert ist eine Röntgenanlage im Bereich der Intensivüberwachungsstation, die es möglich macht, intrakardiale Sonden und vor allem Herzschrittmacher im Falle des Bedarfes sofort einzulegen.

Die Kranken sollen in hellen und freundlichen Zimmern möglichst einzeln untergebracht sein. Die Zimmer müssen leicht einsehbar und schnell zugänglich sein. Schließt man die Funktionsräume ein, so muß je Patientenbett ein Raumbedarf von 16—20 m² angesetzt werden.

Dabei hat es sich als günstig erwiesen, die Infarktüberwachung von der allgemeinen medizinischen Intensivpflege abzutrennen. Jedoch ist es vorteilhaft beide Bereiche nahe zusammenliegend und in engem organisatorischen Zusammenhang zu betreiben.

Wie groß soll eine Infarktüberwachungsstation sein? Geht man von einer durchschnittlichen Verweildauer von 4—7 Tagen je Patient aus, so würde bei einem jährlichen Zugang von 200 Infarktkranken eine Station mit vier Betten nahezu ständig voll belegt sein.

Die angegebene durchschnittliche Verweildauer von 4—7 Tagen ergibt sich als Mittelwert aus der längeren Verweildauer von Kranken mit kompliziertem Krankheitsverlauf auf der einen Seite und einer gewissen Zahl von Patienten, die mit Infarktverdacht aufgenommen, nach Klärung der Diagnose zuungunsten des Infarktes aber sofort weiterverlegt werden. Es ist sicherlich notwendig, alle Patienten mit akutem Infarkt und ebenso diejenigen, bei denen der Verdacht auf das Bestehen eines Infarktes groß ist, sofort aufzunehmen, damit der Kranke gerade in der gefährdeten Frühphase in den Schutz der Herzrhythmusüberwachung kommt. Die Dauer der Intensivüberwachung wird heute mit etwa 7 Tagen als optimal angegeben, bei komplizierterem Verlauf soll der Patient nicht früher als vier Tage nach Abklingen der Komplikation weiter verlegt werden.

Der Aufwand an Personal und Betriebskosten für eine Infarktüberwachungsstation ist sehr erheblich. Da die Station dauernd besetzt sein muß, wird man für 4—10 Betten 3—4 Ärzte vorsehen müssen, die unter Anleitung und Mithilfe eines Kardiologen arbeiten. Hinsichtlich der Besetzung mit Schwestern muß man ein Verhältnis von 1:1 je Patientenbett und Schwester ansetzen. Werden mehrere Patienten auf der Station maschinell beatmet, so werden sehr schnell bis zu drei Schwestern je „Beatmungsbett" notwendig.

Einarbeitung und Ausbildung junger Schwestern für die spezialisierten Aufgaben der Infarktüberwachung ist eine zusätzliche und dringliche Aufgabe, die die Stationen erfüllen müssen.

Über die Betriebskosten derartiger Stationen sind für die Verhältnisse in der Bundesrepublik Deutschland keine genauen Zahlen bekannt. Die Kosten schwanken sehr stark je nach Art und Dauer der jeweils erforderlichen Behandlung. Schockzustände erfordern erfahrungsgemäß die kostspieligste Medikation und technischen Aufwand. Man wird nicht fehlgehen, wenn man je Patientenbett und Tag DM 400 bis 500 annimmt. Diese Zahlen nehmen sich niedrig aus im Vergleich mit den Kosten der allgemeinen Intensivpflege, wo im Durchschnitt um DM 1000,— und bei besonders aufwendiger Behandlung bis über DM 3000,— je Patient und Tag aufgewendet werden müssen.

Selbst in gut funktionierenden Intensivpflege- und Überwachungsstationen ist nach JULIAN (1968) eine wesentliche weitere Senkung der Mortalitätsziffern zunächst nicht mehr zu erwarten, da die Häufigkeit vollständigen muskulären Herzversagens weiteren Bemühungen eine Grenze setzt.

Die Behandlung dieser Komplikation ist heute leider noch so gut wie aussichtslos. Neue Methoden der temporären Kreislaufunterstützung durch arterielle Gegenpulsation oder maschinelle, partielle Kreislauf- oder Linksherzunterstützung oder die Herztransplantation sind über das Stadium des Experiments noch nicht hinausgekommen und sind von einer Anwendung auf breiter Basis noch weit entfernt.

Viel Aufmerksamkeit verdient das Problem der frühen Infarkttodesfälle und des Sekundenherztodes. Nach FRY (1968) treten 65% der Infarkttodesfälle am ersten Tage nach dem Infarkt ein. 51% davon ereignen sich innerhalb der ersten 15 min und weitere 30% innerhalb der ersten Stunde.

Für diese Kranken kommt jede Hilfe in Form der bisherigen Infarktüberwachung und -behandlung zu spät. Um Beginn von Überwachung und Behandlung vorzulegen, sind mancherorts, wie etwa in Belfast, Irland, speziell ausgerüstete und besetzte Herz-Ambulanzen eingerichtet worden; nach den ersten Berichten mit gutem Erfolg.

Weit darüber hinausgehend ist von LOWN neuerdings das Konzept der Prä-Infarkt-Überwachung entwickelt worden — ein Projekt, das erst in undeutlichen Umrissen besteht und das den Rahmen herkömmlicher Infarktbehandlung sprengt.

Literatur

AVIADO, D. M., JR., and C. F. SCHMIDT: Cardiovascular and respiratory reflexes from the left side of the heart. Amer. J. Physiol. 196, 726 (1959).
BLONDEAU, M., P. RIZZON et J. LENÈGRE: Les trouble de la conduction auriculoventriculaire dans l'infarctus myocardique récent. Arch. Mal. Ceour 54, 1104 (1961).
DAY, H. W.: A cardiac resuscitation program. Lancet 82, 153 (1962).
DISSMANN, W., H. J. BUSCHMANN, V. MEYER, W. THIMME u. R. SCHRÖDER: Hämodynamische Veränderungen nach akutem Myokardinfarkt. Klin. Wschr. 45, 801 (1967).
FRY, J.: Acute myocardial infarction. Schweiz. Med. Wschr. 98, 1210 (1968).
GREGG, D. E.: Physiology of the coronary circulation. Circulation 27, 1128 (1963).
HARRISON, T. R., and T. J. REEVES: Principles and problems of ischemic heart disease. Chicago: Yearbook Medical Publ. 1968.
HEIKKILÄ, J.: Mitral incompetence complicating acute myocardial infarction. Brit. Heart J. 29, 162 (1967).
HOTES, C., u. W. HORT: Herzgewichte bei frischen und vernarbten Infarkten, bei Herzruptur und Herzwandaneurysma. Z. Kreisl.-Forsch. 57, 1040 (1968).
JULIAN, D. G.: Coronary care and the community. Ann. int. Med. 69, 607 (1968).
KLEIN, M. D., M. V. HERMAN, and R. GORLIN: A hemodynamic study of left ventricular aneurysm. Circulation 35, 614 (1967).
KOUWENHOVEN, W. B., J. R. JUDE, and G. G. KNICKERBOCKER: Closed chest cardiac massage. J. Amer. med. Ass. 173, 1064 (1960).
LINZBACH, J., and M. LINZBACH: Die Herzdilatation. Klin. Wschr. 29, 621 (1951).
— Funktionelle Morphologie der chronischen Herzinsuffizienz. Verh. dtsch. Ges. Pathol. 51, 124 (1967).
LOCHNER, W., u. G. ARNOLD: Koronarer Perfusionsdruck und Kontraktilität. In: REINDELL, KEUL, DOLL: Herzinsuffizienz, S. 357. Stuttgart: G. Thieme 1968.
LOWN, B., A. M. FAKHRO, W. B. HOOD, and G. W. THORN: The coronary care unit. J. Amer. med. Ass. 199, 156 (1967).
—, C. VASSAUX, W. B. HOOD, A. M. FAKHRO, E. KAPLINSKY, and G. ROBERGE: Unresolved problems in coronary care. Amer. J. Cardiol. 20, 494 (1967).

MALMCRONA, R., and R. VARNAUSKAS: Hemodynamics in acute myocardial infarction. Acta med. scand. 175, 1 (1964).
MEESMANN, W.: Genese der Myokardinsuffizienz bei Myokardinfarkt. In: REINDELL, KEUL, DOLL: Herzinsuffizienz, S. 393. Stuttgart: G. Thieme 1968.
VAN PEENEN, H. J., and B. GURSTL: Arteriosclerotic massive hypertrophy of the heart. J. Amer. geriatric Soc. 10, 505 (1962).
Proceedings of the National Conference on Coronary Care Units. U.S. Dep. Health, Educ. & Welfare, Publ. Health Serv. Washington, D.C. 1968.
SCHRÖDER, R., u. W. DISSMANN: Arterielle Hypotension nach akutem Myokardinfarkt. Lebensversicherungsmedizin 20, 104 (1968).
Second Bethesda Conference Report. Amer. J. Cardiol. 17, 736 (1966).
SHILLINGFORD, J. P., and M. THOMAS: Cardiovascular and pulmonary changes in patients with myocardial infarction treated in an intensive care and research unit. Amer. J. Cardiol. 20, 484 (1967).
SMIRK, F. H., and D. G. PALMER: A myocardial syndrome. With particular reference to the occurrence of sudden death and of premature systoles interrupting antecedent T-waves. Amer. J. Cardiol. 6, 620 (1960).
TENNANT, R., and C. J. WIGGERS: The effect of coronary occlusion on myocardial contraction. Amer. J. Physiol. 112, 351 (1935).
WAHLBERG, F.: A study of acute myocardial infarction at the Seraphimer Hospital during 1950—1959. Amer. Heart J. 65, 749 (1964).
WIGGERS, C. J., and R. WÉGRIA: Ventricular fibrillation due to single, localized induction and condenser shocks applied during the vulnerable phase of ventricular systole. Amer. J. Physiol. 128, 500 (1940).

IX. Epidemiologie

S. Heyden

1. Häufigkeit des Herzinfarktes

Die zunehmende Häufigkeit von Herzinfarkten wird heute von keinem Arzt in Praxis oder Klinik bestritten. Bevor wir uns den damit in Verbindung stehenden Problemen zuwenden, sollen einige wichtige Tatsachen aus der Bevölkerungs-Statistik uns dazu verhelfen, die großen Zusammenhänge zu verstehen. Von der Deutschen Akademie für Bevölkerungswissenschaft (Universität Hamburg) wurde 1967 eine aufschlußreiche Veröffentlichung herausgegeben, der wir folgende 5 Punkte entnehmen (R. Leutner, Studie 6).

1. Um 1900 machten die über 65jährigen nur 5% der Gesamtbevölkerung Deutschlands aus; heute sind in der Bundesrepublik bereits 11% aller Menschen 65 Jahre und älter. 1980 soll dieser Anteil seinen höchsten Stand mit 14% erreichen, wobei der Anteil der 65jährigen und älteren Männer 11,5% und der der Frauen gleichen Alters sogar 17,1% betragen wird — was auf eine sehr unterschiedliche geschlechtsspezifische Sterblichkeit hinweist.

2. Somit kann man von einer „Übersterblichkeit" des männlichen Geschlechts sprechen, kamen doch 1961 auf 100 Verstorbene 55 Männer und 45 Frauen. Daß die Sterblichkeit im Hinblick auf Geschlecht und Alter unterschiedlich verläuft, ist schon länger bekannt, die Diskrepanz war jedoch nie so ausgeprägt wie heute.

3. Das bestätigt die immer größer werdende Kluft zwischen der Lebenserwartung der beiden Geschlechter. Die geschlechtsspezifische Differenz der Lebenserwartung betrug 1933 fast 3 Jahre, bis 1960/62 hat sie sich auf über 5½ Jahre, d. h. fast auf das Doppelte vergrößert.

4. Parallel dazu ist ein erheblicher Anstieg der Herz- und Kreislaufkrankheiten als Todesursache zu beobachten. 1924/26 betrug der prozentuale Anteil an der Gesamtsterblichkeit 14,8%, 1961 41,1%.

5. Der größte Geschlechtsunterschied findet sich (bereits 1961!) in der Sterblichkeit, die den Erkrankungen der Herzkranzgefäße zugeschrieben worden ist. 36 631 Männer, d. h. 143,7 auf 100 000 Einwohner der Bundesrepublik und 18 999 Frauen, d. h. 66,7 auf 100 000 Einwohner der Bundesrepublik starben in diesem Jahr an Herzkranzgefäßerkrankungen.

In dieser Aufzählung von Tatsachen ist ein wichtiges, u. a. kürzlich von dem englischen Pathologen Robb-Smith vertretenes Argument enthalten, das die Zunahme des Herzinfarktes mit seinen Auswirkungen auf die Sterblichkeit dem Anstieg der Lebenserwartung nach Überwindung der Infektionskrankheiten zuschreibt. Daß die „Überalterung" der Bevölkerung keinesfalls allein der Grund für die Zunahme der Herzinfarkthäufigkeit sein kann, werden wir im folgenden zu beweisen suchen.

Es kann mit größter Wahrscheinlichkeit angenommen werden, daß nur 25% der Infarkt-Mortalität durch die Altersverteilung, dagegen 75% durch eine Zunahme der multiplen kausalen Faktoren bedingt ist.

Das zweite, oft gehörte Argument, der Herzinfarkt würde heute mehr diagnostiziert als vor 15 oder 20 Jahren, hat wesentlich mehr Gewicht. Wir haben z. B. in einer Schweizer Medizinischen Klinik zeigen können, daß die scheinbar ausgesprochene Seltenheit von Vorderwand- und Vorderwand-Septuminfarkten in den letzten Kriegs- und ersten Nachkriegsjahren hinreichend erklärt ist durch die in den Jahren 1944, 1945 und 1946 erschwerte EKG-Diagnose, weil zu dieser Zeit nur EKG mit den Standardableitungen I, II und III sowie Herzspitze (V_4) durchgeführt wurden. Bereits 10 Jahre später waren EKG-Vorderwand- und Hinterwand-Infarktdiagnosen gleich häufig. Den Beweis, daß sich die Infarktlokalisation in dem 10-Jahreszeitraum nicht veränderte, ergaben die Sektionsprotokolle aus den Jahren 1944—1946: Vorderwand- und Hinterwandinfarkte waren autoptisch gleich häufig. Die Einführung der Enzymbestimmung bedeutete einen weiteren Schritt auf dem Wege der Verbesserung der Infarktdiagnostik. In der betreffenden Klinik nahmen die Infarkte innerhalb von nur zwei Jahren von 18,2‰ der Gesamtaufnahmen auf 26,4‰ zu, d. h. vor und nach Einführung der Enzymdiagnostik.

Bei Beginn dieser epidemischen Häufung sprach man (nicht nur in Laienkreisen) von der „Manager-Krankheit", aber schon 1953 wurde dieser Eindruck in Deutschland korrigiert, als ein namhafter deutscher Kliniker zu dem schlagartig zunehmenden Krankheitsbild des Myokardinfarktes bemerkte: „Die betreffenden Personen standen als Hafenarbeiter, als Schweißer auf Werften oder als Autofernfahrer jahrelang ohne Unterbrechung unter schwerster körperlicher Belastung. So ließen sich in ihrer Vielgestaltigkeit ganze Bände von Anamnesen, Verlaufsformen und schließlich letalen tragischen Ausgängen schildern, wodurch das bunte Bild und das Walten einer blinden Allmacht dokumentiert und eine rein gedankliche Durcharbeitung der Problematik allzusehr auf das Heuristische verlagert werden dürfte" (BANSI u. Mitarb.). Daß der Begriff „Managerkrankheit" aufkam, ist ganz sicher darauf zurückzuführen, daß bei Angehörigen entsprechender Berufsschichten gründlicher untersucht, besser diagnostiziert und deshalb nur scheinbar häufiger Herzinfarkte gefunden wurden. Inzwischen ist dieser Begriff längst fallengelassen worden, da es sich in Großbetrieben gezeigt hat, daß die an der Spitze eines Unternehmens stehenden Direktoren, Laboratoriums- und Abteilungschefs die niedrigste Infarktquote aufweisen.

Darüber hinaus spricht sicher auch die „Spitalfreudigkeit" der Patienten eine gewisse Rolle in der Zunahme der Krankenhaus-Infarktpatienten. Es existieren aber vereinzelte objektive Hinweise dafür, daß der Infarkt über alle Zweifel häufiger geworden ist. In vielen Ländern des westlichen Zivilisationsraumes haben die Herzinfarkte im Sektionsgut beträchtlich zugenommen und auch die Ventrikelrupturen stiegen an.

In Deutschland ist der Anstieg der Herzinfarkte besonders eindrucksvoll im Hinblick auf die ausgesprochene Seltenheit in den letzten Kriegs- und ersten Nachkriegsjahren bis zu einer der häufigsten Todesursachen im Jahre 1968. In Dänemark, Finnland und Schweden wurde 1965 erstmalig berichtet, daß die Zahlen der Infarkt-Toten nicht weiter angestiegen sind gegenüber den Vorjahren, in den USA wurde 1966 zum 1. Mal von einem Plateau gesprochen und in England hatten die Todesfälle an Coronargefäßkrankheiten 1965 zahlenmäßig den Höchststand erreicht und verursachten mehr als ein Fünftel aller Todesfälle (WALKER, 1968).

Wie eingangs erwähnt, ist die Lebenserwartung der Männer (nicht nur in Deutschland) niedriger als die der Frauen. In einer Diskussion zum Thema Geschlechtsunterschiede bei Coronar-Erkrankungen hat der amerikanische Pathologe THOMAS festgestellt: „Wir finden in den Altersgruppen unserer Autopsieserie, d. h. bei Kranken, die im mittleren Lebensalter oder später verstorben sind, während der letzten zehn Jahre, daß Männer häufiger als Frauen sterben, etwa in einem Verhältnis von 3:2. Sollte es in dieser Größenordnung weitergehen, kann man sich ausrechnen, daß wir schließlich nur noch eine weibliche Bevölkerung im höheren Lebensalter haben." So erscheint es durchaus berechtigt, auf die Möglichkeit hinzuweisen, daß die bereits bestehenden Geschlechtsunterschiede in bezug auf die Lebenserwartung zumindest in Ländern mit zunehmender Infarkt-Mortalität in naher Zukunft noch vertieft werden durch ein Absinken der Lebenserwartung der Männer. Es sei einschränkend dazu bemerkt, daß natürlich die Infarktmortalität allein niemals derartige massive Auswirkungen haben kann, sondern daß auch andere Erkrankungen mit eine Rolle spielen; führend dabei ist das Bronchialcarcinom, das noch wesentlich größere Geschlechts-Differenzen zeigt. In der gleichen Aufstellung von 1961, der wir die Infarkttodesfälle der Bundesrepublik entnommen haben, finden wir 13 553 Männer (53,2 pro 100 000 Einwohner) und 2353 Frauen (8,3 pro 100 000 Einwohne) als Opfer des Lungenkrebses. Es ist hier angebracht, darauf aufmerksam zu machen, daß bei beiden Krankheitsprozessen, Herzinfarkt und Lungenkrebs, genetische Faktoren noch vor 50 Jahren offenbar nicht stark genug waren, um diese beiden Krankheiten bei einer größeren Anzahl von Menschen unter den damals herrschenden Umweltbedingungen zu verursachen. Der definitive Anstieg gerade dieser Krankheiten in den letzten zwei Dekaden weist auf die Wichtigkeit neuer Einflußfaktoren in unseren Lebensgewohnheiten und Umweltbedingungen hin, ohne die genetische Einflüsse keine oder eine nur geringfügige Wirkung ausüben können. Die Annahme, daß die genetische Konstitution besonders der Männer sich allmählich und gleichzeitig in den Ländern unserer westlichen Hemisphäre seit dem 2. Weltkrieg gewandelt hätte, ist unwahrscheinlich. Darüber hinaus kann auf die signifikante Reduktion beider Risiken, des für Herzinfarkt ebenso wie für Lungenkrebs, hingewiesen werden, wenn einer der Hauptfaktoren — das Zigarettenrauchen — eingestellt wird, obgleich die genetische Konstitution unverändert geblieben ist.

2. Erbfaktoren

Mit der letzten Bemerkung ist eigentlich schon das wesentlichste gesagt, daß der Myokardinfarkt — entgegen allen anderslautenden Vermutungen und repetierten Behauptungen — bis auf wenige Ausnahmen nicht nur keine vererbbare Krankheit ist, sondern daß genetische Faktoren wahrscheinlich nur eine untergeordnete Rolle in diesem multifaktoriellen Geschehen spielen. Natürlich gibt es Angina pectoris-Familien und ganze Stammbäume von Infarkt-Familien, aber sie gehören ebenso wie Krebs-Familien zu den Seltenheiten und nicht zur Regel in der Gesamtbevölkerung. Die Literatur der letzten fünf Jahre enthält nur ganz wenige Berichte, die auf eine signifikante genetische Komponente in der Infarktätiologie hinweisen, „indem einzelne Familien einen unproportioniert hohen Anteil an Fällen zu dieser Krankheit beitragen" (ANDRUS u. Mitarb., 1968). Man muß ja eine gewisse familiäre Häufung schon auf Grund der Akkumulation von Risikofaktoren — vererbbaren wie nicht-vererbbaren — in bestimmten Familien erwarten. PICKERING hat zeigen können, daß Verwandte von Hypertonikern höhere Blutdruckwerte in allen Altersstufen haben; essentielle Hypercholesterinämie ist zwar selten, trägt aber definitiv zur familiären Anhäufung des Infarktvorkommens bei; Diabetes mellitus ist seit Jahrzehnten bekannt als Erbkrankheit mit ihrem deletären Einfluß auf das gesamte arterielle Gefäßbett; Eßgewohnheiten und Nahrungsaufnahme werden nicht nur in der Familie geteilt, sondern in den meisten Fällen in der nächsten Generation übernommen, und Eltern, die rauchen, haben meist Kinder, die die Angewohnheit übernehmen. Es ist zweifellos richtig, die familiäre Häufung des Infarktes auf dieses höhere Vorkommen von Risikofaktoren zurückzuführen, aber man ist kaum berechtigt, von einem hereditären Faktor per se zu sprechen, wie das z. B. GRIFFITH (1966) mit seiner Forderung an die Ärzteschaft getan hat: „Die Rolle des Arztes — in Erwartung der perfekten Lösung der Prävention — muß vernünftig und praktikabel sein. Bei der Beratung junger Leute, die Heiratsabsichten haben, sollte der Arzt darauf hinweisen, daß es klüger wäre, Ehepartner aus Infarkt-freien Familien zu wählen." Abgesehen davon, daß diese Vorschläge kaum Aussicht haben, jemals ernsthaft in Betrachtung gezogen zu werden, stellt sich die Frage, wohin sich der prospektive Bräutigam begeben müßte, um auf der Brautschau eine Familie zu finden, in der weder die beidseitigen Großeltern, Eltern, Geschwister noch Verwandte I. Grades einen Infarktpatienten haben. Im Hinblick auf die Verbreitung der Coronargefäßkrankheiten in den höheren Altersstufen kann man nur vor Übernahme dieses Konzeptes warnen. Die Infarkte, die sich bei Männern *nach dem 50.* und bei Frauen *nach dem 60. Lebensjahr* manifestieren, tragen keine genetischen Merkmale. „Andererseits kann mit ziemlicher Sicherheit vermutet werden, daß bei Verwandten jüngerer Infarktpatienten familiäre Komponenten in Betracht gezogen werden müssen, obwohl derzeit noch viel mehr und bessere Daten benötigt werden, um den Risikograd genau zu bestimmen" (EPSTEIN, 1967). Dazu würde auch die Beantwortung einer dringenden Frage gehören, die allerdings praktisch nur mit Hilfe der Coronarangiographie gelöst werden kann, inwieweit die drei Hauptverteilungstypen der Coronararterien des Menschen vererbt werden. Bisher existiert nur ein indirekter Beweis für eine genetische Basis dieses sog. Coronary artery pattern beim Menschen. Bei eineiigen Zwillingen zeigte die Coronarangiographie in einer kürzlich veröffentlichten Studie ähnliche Coronararterien-Verläufe und aus dem Tierreich sind verschiedene dominierende Typen von Coronararterien-Abzweigungen und Anastomosen bekannt, die auf eine genetische Basis hinweisen. Diese Coronararterien-Verteilungsmuster mit asymmetrischer Ausbildung der linken oder der rechten Seite und mit Unterschieden in den Abzweigungen von Hauptästen mögen, falls sie vererbbar sind, dazu beitragen, die besondere Anfälligkeit oder Resistenz gegen die Coronar-Atherogenese und Myokardinfarkt eines Individuums mitzubestimmen. Einschränkend sei jedoch hinzugefügt, daß die anatomische Situation allein nicht über die klinische Manifestation des Infarktes entscheidet.

Es ist interessant zu beobachten, wie sich die Meinungen und wissenschaftlichen Interpretationen zu diesem Thema in den letzten drei Jahrzehnten gewandelt haben. Die damals allgemein akzeptierte Lehrmeinung wurde 1940 von GAENSSLEN, LAMBRECHT und WERNER im Handbuch dere Erbbiologie des Menschen folgendermaßen zusammengefaßt: „Das zahlenmäßig geringe und verwertbare Beobachtungsgut und die tägliche Erfahrung lassen wenig Zweifel an der Wirksamkeit einer angeborenen und erblichen Anlage, die mit einer gewissen Wahrscheinlichkeit einem dominanten Erbgang folgt ... Für die Beurteilung des einzelnen Krankheitsfalles werden wir uns also vor Augen halten müssen, daß die Arteriosklerose ein kompliziertes klinisches Gebilde ist, an dessen Entstehung in besonderem Maße ein erblicher Faktor, aber auch verschiedenartigste endogene und exogene Momente beteiligt sind. Bei der Familienforschung wird also in manchen Sippen der erbliche Faktor stärker in Erscheinung treten und zur Aufstellung recht aufschlußreicher Stammbäume führen, während in anderen Sippen äußere Faktoren überwiegen, so daß der erbliche Charakter nicht so auffällig zutage tritt." In einer Zeit, als der Infarkt eine regelrechte Seltenheit darstellte, waren die davon Betroffenen diejenigen mit der stärksten genetischen Prädisposition, während heute die Umweltfaktoren, die die Häufigkeit des Infarktes bestimmen, so stark hervortreten, daß genetische Aspekte dieses Krankheitsbildes verwischt werden und hinter allen anderen Faktoren, die in den nächsten Abschnitten besprochen werden, zurücktreten.

3. Nicotin

Die epidemiologisch klare Korrelation zwischen zunehmendem Zigarettenkonsum bis zum Kettenrauchen und parallel dazu ansteigenden Erkrankungs- und Sterbefällen am Herzinfarkt (bei täglicher Inhalation von 20 Zigaretten bereits dreimal erhöhtes Risiko für Infarkt im Vergleich zum Nichtraucher) wird jetzt allgemein als Causa effectus-Tatbestand akzeptiert. Der Mechanismus dieser Kausalzusammenhänge ist jedoch noch nicht restlos geklärt. Im Verhältnis zu dem gigantischen öffentlichen Gesundheitsproblem der Nicotinsucht von rund 60% unserer Männer befassen sich nur eine verschwindend kleine Zahl von Laboratorien mit den Einflüssen des Nicotins auf den Myokardstoffwechsel, Blutgerinnungsfaktoren und Coronararterien. Im Gegensatz dazu sind die epidemiologisch gesicherten Befunde an vielen Hunderttausenden in Langzeit-Beobachtungen gewonnen und durch *keine einzige Untersuchung widerlegt* worden. In den letzten Jahren sind diese Erhebungen verfeinert worden und haben nun auch speziell zwei Risiken addiert: Hypertonie und Nicotinabusus. Danach steigt die Infarktgefahr für rauchende Hypertoniker um nahezu das Doppelte der an sich schon erhöhten Infarktincidenz der Hypertoniker. Besonders gilt dies für den plötzlichen Herztod.

Der akute Effekt des Rauchens von 1—2 Zigaretten besteht im Anstieg des Pulses (15 bis 20/min), des Blutdruckes (bis zu 10 mm Hg systolisch und 5—10 mm Hg diastolisch) und der Herzarbeit mit erhöhtem Schlag- und Minutenvolumen. Mit der Druckerhöhung im linken Ventrikel findet eine gleichzeitige Akzeleration der Kontraktionen statt. Die für die Sauerstoffversorgung des Myokards benötigte vermehrte Coronardurchblutung ist jedoch bei den meisten Rauchern im mittleren Lebensalter wegen der bereits fortgeschrittenen Coronarsklerose nicht möglich. Der erhöhte Sauerstoff-Bedarf des Herzmuskels wird somit nicht durch eine verstärkte Coronarperfusion gedeckt, und die Folge ist ein für die Dauer der Inhalation (ca. 10 min pro Zigarette) anhaltender Sauerstoffmangel. Vorübergehende Erhöhung der freien Fettsäuren, signifikanter Anstieg der Epinephrin- und Norepinephrin-Ausscheidung im Harn sind ebenfalls seit einigen Jahren bekannt. Daneben konnten KERSHBAUM u. BELLET (1968) auch eine dem Zigarren- und Pfeifenraucher gegenüber deutlich erhöhte Nicotin-Ausscheidung im Urin bei Zigaretten-Rauchern mit Hilfe der gas-chromatographischen Methode messen, sowie einen Anstieg der 11-Hydroxycorticosteroid-Konzentration im Plasma um 27% bis 77% nach starkem

Zigarettenrauchen feststellen im Vergleich zu Kontrollperioden derselben Versuchspersonen ohne Rauchen.

Alle diese jetzt meßbaren Alterationen sind beschränkt auf diejenigen Raucher, die inhalieren, ganz gleichgültig, ob Zigaretten-, Zigarren- oder Pfeifentabakrauch inhaliert wird. Da aber erfahrungsgemäß Zigarren- und Pfeifenraucher nicht inhalieren, sind somit die krassen Unterschiede in der Infarkthäufigkeit zwischen Zigaretten- und Zigarren- bzw. Pfeifen-Rauchern hinreichend erklärt. Viel wichtiger ist heute das Problem, ob der bei einigen neueren Produkten der Zigaretten-Industrie verminderte Nicotin-Gehalt das hält, was er verspricht. Zu dieser Frage liegen bisher zwei Untersuchungen vor, die erste aus dem Roswell Park Memorial Institut in Buffalo, New York (1966) und die zweite aus der Kardiologischen Abteilung des Philadelphia General Hospital in Philadelphia, Pennsylvania (1967). Der Nicotingehalt der diversen Filterzigaretten variiert etwas, ist aber definitiv niedriger als in den Standardzigaretten. Nach Angaben einer Herstellerfirma enthält z. B. eine reguläre Zigarette 1,12 g Tabak mit einem Nicotingehalt von 2,01%, die Filterzigarette hat 1,01 g Tabak mit einem Nicotingehalt von 1,91%, die Kohle-Filterzigarette 0,98 g Tabak mit 1,74% Nicotingehalt. Die gefundenen Mittelwerte der Nicotin-Ausscheidung in den Harn bei diesen drei Zigaretten waren praktisch identisch. Ebenso bestand kein Unterschied in der Stärke der Reaktion der Mobilisierung der freien Fettsäuren. Die Catecholamin-Messungen im Urin zeigten bei den verschiedenen Zigarettensorten ebenfalls keine signifikanten Differenzen.

Diese Resultate legen die Vermutung nahe, daß ein *relativ erniedrigter Nicotingehalt* z. B. einer Kohle-Filterzigarette immer noch zu hoch liegt, d. h. daß die meßbaren Veränderungen stattfinden wie bei einer gewöhnlichen Zigarette mit höherem Nicotingehalt. Man spricht dabei von der Schwellenwert-Dosis der Nicotinwirkung. Der Nicotingehalt der „Ideal"-Zigarette müßte soweit herabgesetzt werden, daß er zu keinen meßbaren Veränderungen mehr führt — damit wird aber die Nicotinsucht nicht befriedigt und die Zigarette unakzeptabel. Bei der Inhalation werden 96% bis 98% des Nicotins absorbiert. Wenn sich auf Grund dieser Mitteilungen keine Unterschiede zwischen Filter- und Nicht-Filter-Zigaretten aufzeigen lassen, so bleibt das Nicht-Inhalieren die einzige Möglichkeit, den Nicotingehalt des Rauches zu eliminieren bzw. das Rauchen einzustellen. Das abnehmende Infarktrisiko des Ex-Rauchers ist seit 1956 eindrucksvoll in der Literatur an vielen Tausenden von ehemaligen Zigarettenrauchern belegt. Für den interessierten Leser haben wir in der folgenden Tabelle 4 eine Auswahl der Weltliteratur zu diesem wichtigen Problem: Rauchen und coronare Herzerkrankung zusammengestellt.

Abschließend sei kurz darauf hingewiesen, daß es eine Toleranz-Entwicklung beim chronischen Zigaretten-Raucher gegenüber den Gefäßwirkungen des Nicotins nicht gibt. Der Abfall der Hauttemperatur

Tabelle 4

Jahr	Autoren	Titel	Zeitschrift
1956	Doll, R., and A. B. Hill	Lung cancer and other causes of death in relation to smoking: Second report on mortality of British doctors.	Brit. med. J. 2, 1071.
1958	Hammond, E. C., and D. Horn	Smoking and death rates — Report on forty-four months of follow-up of 187,783 men I. Total mortality. Smoking and death rates — Report on forty-four months of follow-up of 187,783 men II. Death rates by cause.	J. Amer. med. Ass. 166, 1159. J. Amer. med. Ass. 166, 1294.
1964	Doll, R., and A. B. Hill	Mortality in relation to smoking: Ten years' observations of British doctors.	Brit. med. J. 1, 1399.
1964	Doyle, J. T., T. R. Dawber, W. B. Kannel, S. H. Kinch, and H. A. Kahn	The relationship of cigarette smoking to coronary heart disease.	J. Amer. med. Ass. 190, 886.
1965	Epstein, F. H., L. D. Ostrander, B. C. Johnson, M. W. Payne, N. S. Hayner, J. B. Keller, and T. Francis, Jr.	Epidemiological studies of cardiovascular disease in a total community; Tecumseh, Michigan.	Ann. int. Med. 62, 1170.
1965	Shapiro, S., E. Weinblatt, C. W. Frank, and R. V. Sager	The H.I.P. study of incidence and prognosis of coronary heart disease, preliminary findings on incidence of myocardial infarction and angina.	J. chron. Dis. 18, 527.
1966	Villiger, U., u. S. Heyden	Das Infarktprofil. Unterschiede zwischen Infarktpatienten und Kontrollpersonen in der Ostschweiz.	Schweiz. med. Wschr. 96, 748.
1967	Mulcahy, R., N. Hickey, and J. F. Knaggs	The role of cigarette smoking in the causation of atherosclerosis.	Geriatrics 22, 165.
1967	Best, E. W. R., C. B. Walker, P. M. Baker, F. M. Delaquis, J. T. McGregor, and A. C. McKenzie	Summary of a Canadian study of smoking and health.	Canad. med. Ass. J. 96, 1104.

(gemessen an den Fingern) zeigt z. B. nach Inhalation von 2 Zigaretten Schwankungen zwischen 0,2° C bis 9,8° C, mit einem durchschnittlichen Temperaturabfall von 4° C. Die maximale Temperatursenkung in der Haut der Zehen wird mit 5,7° C angegeben. Diese Werte schwanken beim gleichen Individuum von Tag zu Tag im gleichen Rahmen wie der Grundstoffwechselwert, aber die Senkung der Hauttemperatur ist unabhängig von der Länge der Rauchgewohnheit und der Anzahl der täglich gerauchten Zigaretten. Das gleiche gilt für die früher erwähnten hormonellen Einwirkungen des Nicotins, die bei chronischen Rauchern ebenso wie bei Anfängern gemessen werden können, d. h. unabhängig von der Anzahl der Jahre, in denen geraucht wurde.

4. Die Rolle des Blutcholesterins

Der Wert der Cholesterinbestimmung für die Vorhersage für potentielle Coronargefäß-Krankheiten kann heute nicht mehr bestritten werden.

Eine sehr konservative Schätzung auf Grund bisheriger epidemiologischer Langzeitstudien wurde jetzt von den Autoren der National Diet Heart Study veröffentlicht. Danach werden *von 100 Männern im Alter von 40—59 Jahren, die einen Cholesterinspiegel von 250 mg-% und darüber haben, im Verlaufe von zehn Jahren mindestens zehn Männer am Myokardinfarkt erkranken oder sterben.* Nimmt man einen etwas höheren Cholesterinspiegelwert *(260 mg-% und mehr)* und schließt man *alle Manifestationen der ischämischen Herzerkrankungen* mit ein, d. h. Coronarinsuffizienz, Angina pectoris, Myokardinfarkt und plötzlicher Herztod, so kann man bei *100 Männern im mittleren Lebensalter im gleichen 10jährigen Beeobachtungszeitraum erwarten, daß 20 Männer damit erkranken oder daran sterben.*

Hier ist ein in der menschlichen Biologie ziemlich einmaliger Tatbestand gegeben, die *Voraussage* für die klinische Manifestation einer chronischen Erkrankung *auf Grund eines einzelnen Laborbefundes*. Es ist einleuchtend, daß das Risiko erhöht wird durch zusätzliche Risikofaktoren wie Nicotinabusus, Hypertonie und Diabetes mellitus oder Hyperuricämie, und daß bei gleichzeitigem Vorliegen von mehreren Belastungs-Faktoren in dem gleichen Zeitraum von zehn Jahren mehr als 20 von 100 Männern mit Krankheitsmanifestationen an den Coronargefäßen neu erkranken. Ich habe in der folgenden Tabelle 5 aus fünf größeren epidemiologischen Longitudinalstudien in verschiedenen Städten der USA und Europas die tatsächlichen Zahlen von neu eingetretenen Fällen ischämischer Herzerkrankungen(bei genau bekannter Ausgangszahl der Population mit verschieden langer Beobachtungsdauer) in den einzelnen Cholesterinspiegelgruppen zusammengestellt. Es fällt auf, daß keine uniforme Definition für „niedrige" oder „hohe" Cholesterinkonzentrationen im Serum in den verschiedenen Studien existiert, da „niedrig" von 190 mg-% bis 224 mg-% rangiert und „hohe"

Tabelle 5

Ort / Alter / Beobachtungszeitraum	Keine	Neue	Total	Proportionaler Anteil neuer Coronargefäßkrankheiten
	Coronargefäßkrankheiten			
Framingham 30—49 8 Jahre				
< 220	708	12	720	.0167
> 240	453	46	499	.0921
	1161	58	1219	$\chi^2 = 64.17$ $P < .005$
Framingham 50—59 8 Jahre				
< 220	240	22	262	.0840
> 240	170	44	214	.2056
	410	66	476	$\chi^2 = 14.59$ $P < .005$
San Francisco 30—59 5 Jahre				
< 220	1417	29	1446	.0201
> 260	546	51	597	.0854
	1963	80	2043	$\chi^2 = 47.99$ $P < .005$
Oslo 40—59 3 Jahre				
< 224	1123	10	1133	.0088
> 275	2842	130	2972	.0437
	3965	140	4105	$\chi^2 = 8.40$ $P < .005$
Framingham 30—39 12 Jahre				
< 220	217	5	222	.0225
> 250	145	23	168	.1309
	362	28	390	$\chi^2 = 18.77$ $P < .005$

Tabelle 5 (Fortsetzung)

Ort Alter Beobachtungs- zeitraum	Keine	Neue	Total	Proportionaler Anteil neuer Coronargefäß- krankheiten
	Coronargefäß- krankheiten			
Framingham 40—49 12 Jahre				
< 220 > 250	300 160	26 34	326 194	.0798 .1753
	460	60	520	$\chi^2 = 10.87$ $P < .005$
Framingham 50—62 12 Jahre				
< 220 > 250	253 134	46 49	299 183	.1538 .2678
	387	95	482	$\chi^2 = 9.31$ $P < .005$
London 30—70 5 Jahre				
< 214 > 270	145 128	5 19	150 147	.0333 .1293
	373	24	197	$\chi^2 = 4.46$ $.025 < P < .05$
Los Angeles 21—49 10 Jahre				
< 210 > 270	110 486	3 37	113 523	.0265 .0707
	596	40	636	$\chi^2 = 3.08$ $.05 < P < .10$
Los Angeles 50—70 10 Jahre				
< 210 > 270	23 319	3 100	26 419	.1154 .2387
	342	103	445	$\chi^2 = 3.09$ $.05 < P < .10$

Serumspiegel von 240 mg-% bis 275 mg-% und höher reichen. Hinzu kommt, daß die Altersgruppen variieren und die Beobachtungszeiträume verschieden lang sind. Die Kombinationen dieser Faktoren macht einen Vergleich der Resultate der fünf Studien ziemlich schwierig. Dennoch sind die Tendenzen eindeutig. In jeder einzelnen Untersuchung sind die neu aufgetretenen Fälle ischämischer Herzerkrankungen in den „niedrigen" Cholesteringruppen seltener als in den entsprechenden „hohen" Cholesteringruppen. Diese Unterschiede sind statistisch gesichert ($P < 0{,}05$) in allen Studien mit Ausnahme der Los Angeles Heart Study, wo aus unbekannten Gründen die Zahl der Männer in der „niedrigen" Cholesteringruppe ausgesprochen klein ist. Andererseits ist die Los Angeles Heart Study diejenige, in der der Unterschied zwischen „niedrig" (210 mg-%) und „hoch" (270 mg-%) am größten ist und die deutlichsten Unterschiede hätten erwartet werden können. Von Experten der American Heart Association wird angenommen, daß die relativ hohen Durchschnitts-Cholesterinspiegel in Los Angeles mit der Bestimmungsmethode im Labor zusammenhängen können.

Der Unterschied zwischen „niedrigen" (220 mg-%) und „hohen" Cholesterinspiegeln (240 mg-%) ist in Framingham (8 Jahre Beobachtungszeit) am geringsten. Auffällig ist, daß dennoch hier die Zunahme der Herzinfarkte in den Gruppen mit „hohen" Cholesterinspiegeln besonders hoch signifikant war. Wie zu erwarten, zeigten alle Gruppen *mit zunehmendem Alter gehäuft neue Erkrankungsfälle sowohl in „hohen" wie in „niedrigen" Cholesteringruppen.* In der Framingham-Studie (sowohl nach 8 wie auch nach 12 Jahren), in der verschiedene Altersgruppen vergleichbar sind, kann man sehen, wie die Signifikanz der Differenzen mit zunehmendem Alter in den „hohen" und „niedrigen" Gruppen abnimmt. Damit ist ein Hinweis dafür gegeben, daß die Wichtigkeit des Cholesterinspiegels für die Vorhersage des Infarktrisikos mit zunehmendem Alter an Bedeutung verliert. Aus den Framingham-Daten wird ebenfalls ersichtlich, daß eine Zunahme in der Cholesterin-Serumkonzentration von „niedrig" auf „hoch" (mindestens um 20 mg-%) in bezug auf das Risiko für ischämische Herzerkrankungen nahezu gleichbedeutend ist mit dem Altern um 10 Jahre.

Mit anderen Worten, diese nicht nur theoretisch vermuteten, sondern in vivo gewonnenen Daten geben uns einen Hinweis auf die deutlichen Zusammenhänge zwischen niedrigen Cholesterin-Serumkonzentrationen und niedrigem Infarktrisiko, sowie hohen Cholesterinspiegeln und hohem Infarktrisiko, wobei allerdings kein Cholesterinspiegel als „sicherer Schutz" angesehen werden darf. Höchstens bei Cholesterinspiegeln unter 190 mg-% in der Altersstufe 30—39 Jahre (bei Beginn der Beobachtungsperiode) kann man von einer „statistisch gesicherten Unwahrscheinlichkeit" sprechen, da keiner von den 212 Männern in dieser Gruppe, die in Framingham volle zwölf Jahre verfolgt wurden, einen Herzinfarkt erlitt. Im Gegensatz dazu fanden sich aber 23 neue Infarktfälle unter 168 Männern mit Cholesterinspiegeln über 250 mg-%!

(Um die Tabelle nicht unnötig zu komplizieren, habe ich für jede Altersgruppe jeweils nur zwei große Kategorien „niedrige" und „hohe" Cholesterinspiegel angegeben, die niedrige Cholesterinspiegelgruppe aber nicht noch weiter unterteilt).

5. Ernährung — Cholesterinspiegel — Herzinfarkt

Die Serum-Cholesterin-Konzentration hat für die Infarktvorhersage ihre wesentliche Bedeutung im mittleren Lebensalter. Wir können in allen bisherigen epidemiologischen Untersuchungen von Bevölkerungsgruppen der westlichen Hemisphäre nur in Ausnahmen Cholesterinspiegel-Erhöhungen auf 300 mg-% und mehr bei Menschen unter 30 oder über 60 Jahren beobachten. In den meisten Fällen mit Cholesterinspiegel-Konzentrationen über 350 mg-% handelt es sich um Patienten mit familiärer, sog. essentieller Hypercholesterinämie. Diese Form ist selten — in der 5000-köpfigen erwachsenen Framingham-Population wurden nur 6 Familien mit dieser Krankheit gefunden (persönliche Mitteilung, Dr. DAWBER). Die familiäre Hypercholesterinämie mit oder ohne Xanthomatose ist nahrungsunabhängig und wird in diesem Abschnitt nicht weiter erwähnt, zumal es sich auch nicht um ein epidemiologisches Problem handelt. Wenden wir uns den unter 30jährigen Infarktpatienten zu, die bisher immer noch eine kleine Gruppe in der großen Zahl von Infarktpatienten ausmachen. Die Gelegenheit, eine solche Gruppe zu diagnostizieren und zu behandeln, ist gering und die Möglichkeit, diese jungen Patienten einer Coronarangiographie zuzuführen, wird noch seltener sein. Mit dieser Bemerkung sei die Anzahl von 21 Infarktpatienten der folgenden Tabelle „entschuldigt", die uns als Modell dient für eine notwendige Klarstellung scheinbarer Widersprüche in der klinischen Praxis zwischen der Höhe des Cholesterinspiegels und dem Infarktereignis. Wenn ein Infarktpatient einen normalen Cholesterinspiegel aufweist, so kann dieses mehrere Gründe haben: a) Die Laboruntersuchung wurde im Stadium des frischen Infarktes vorgenommen. Diejenigen Kliniker, die die Laborbestimmung an den gleichen Patienten wenige Wochen später wiederholten, haben übereinstimmend berichtet, daß die Cholesterinspiegel nach spätestens 2 Wochen wieder auf die für das Individuum durchschnittlichen Serumkonzentrationen anstiegen. b) der Patient ist in einer vorgerückten Altersstufe. Aus nicht näher bekannten Gründen sinken die Cholesterinkonzentrationen nach dem 60. Lebensjahr langsam ab trotz Gewichtskonstanz und minimalen Nahrungsänderungen. c) Der Patient hat eine gleichzeitig bestehende Erkrankung, wie z. B. Hyperthyreose mit notorisch niedrigen Cholesterinspiegeln oder Lebercirrhose mit der gestörten Cholesterin-Synthese in der Leber oder eine Darmaffektion mit Unterbrechung des entero-hepatischen Kreislaufs und verstärkter Exkretion des Cholesterin in den Stuhl. d) Die Möglichkeit, daß ein Patient andere Risikofaktoren oder eine Kombination von ihnen besitzt, die ihn gefährden — z. B. Hypertonie und Gicht, Diabetes mellitus und Nicotinabusus, frühzeitige chirurgische Menopause mit anschließender rapider excessiver Gewichtszunahme — um nur einige praxisnahe Fälle zu nennen — soll hier betont werden, wobei ein erhöhter Cholesterinspiegel durchaus nicht zu existieren braucht, um den Betreffenden für Infarkt zu prädisponieren. e) Der jüngere Patient, dessen Coronar-Atherosklerose noch nicht fortgeschritten ist und auf das gesamte Coronarsystem übergegriffen hat, dessen Plaques aber an strategisch wichtigen Stellen lokalisiert sind, die zur Stenosierung und Thrombosierung führen, wird in der Mehrzahl der Fälle einen relativ normalen Cholesterinspiegel aufweisen. Dies ergaben Untersuchungen an 21 Infarktpatienten unter 30 Jahren, bei denen auch Coronarangiographien durchgeführt wurden. Dagegen weisen junge Menschen mit generalisierter Coronarsklerose und Infarkt pathologische Serum-Cholesterin-Konzentration auf (Tab. 6).

Tabelle 6

Coronar-Angiogramm	Serum Cholesterin	
	Normal	Pathologisch
Diffuse Atherosklerose	0	7
Lokalisierte Atherosklerose	12	1
Normaler Befund	1	0

R. S. Ross, 1968 (Befunde bei 21 Infarktpatienten unter 30 J.). Unveröffentlichte Daten im Rahmen eines Fortbildungs-Vortrages an der Duke University, Med. Center, Durham, N. C.

Die Coronarsklerose ist *in dieser Altersstufe* in unserem Zivilisationsbereich bei Männern erst in der Entwicklung begriffen, bei Frauen der gleichen Altersstufe noch ganz am Anfang. Bei denjenigen, die bereits eine generalisierte Coronarsklerose haben, können verschiedene Faktoren zusammentreffen, hereditäre wie Umweltfaktoren, unter anderem die Ernährung. Je höher die Altersstufe, desto weiter fortgeschritten ist die Atherosklerose der Coronararterien, aber nicht bei gleichaltrigen Afrikanern oder Asiaten. Mit zunehmendem Alter nimmt ein Faktor eine allmählich führende Rolle in der Weiterentwicklung dieses Prozesses ein bzw. trägt in afroasiatischen Kontinenten dazu bei, den Prozeß in Schranken zu halten: die lebenslänglichen Eßgewohnheiten und die ebenso lebenslänglich gleiche Zusammensetzung der Ernährung. Die Nahrungseinwirkung auf den Cholesterinspiegel ist begrenzt auf das Cholesterin in der β-Lipoproteinfraktion. *Jede Änderung des Cholesterinspiegels im Serum geht auf Veränderungen in der β-Lipoproteinfraktion zurück, während α-Lipoprotein bemerkenswert konstant bleibt.* Bei Männern (Europäer — Amerikaner) ist die Durchschnitts-α-Lipoprotein-Cholesterinkonzentration etwa 40 mg-%, was 15—20% des Gesamtcholesterins ausmacht.

Bei Populationen mit niedrigen Gesamtcholesterinspiegeln stellt α-Cholesterin eine größere Fraktion des Gesamtcholesterins, aber das absolute Quantum ist praktisch das gleiche. Als Beispiel mag ein Vergleich zwischen japanischen und amerikanischen Männern dienen.

Tabelle 7. *Gesamtcholesterin und α-Lipoprotein-Cholesterin im Serum von klinisch gesunden Weißen und Japanern im Alter von 40—59 Jahren.* (Nach A. Keys, 1967)

Rasse	Anzahl ♂	Serum-Cholesterin Gesamt (in mg-%)	α-Fraktion
Weiße	70	239,4 (±42,9)	40,3 (±14,8)
Japaner	53	166,2 (±33,7)	39,7 (±12,1)

( ) = Standardabweichungen.

Die Unterschiede im Gesamtcholesterin sind erklärbar durch die Unterschiede im β-Cholesterin und diese wiederum durch die Nahrungsverschiedenheiten der beiden Gruppen. Die weißen Amerikaner in dieser Serie waren Angehörige der amerikanischen Luftwaffe, die in Japan stationiert sind und deren Diät noch reicher an gesättigten Fettsäuren ist als der Amerikaner zu Hause mit einem über 40% Anteil an Fett von den Gesamtcalorien (bei Japanern jedoch nicht mehr als 15%!) (A. Keys, 1967).

Frauen haben höhere Serum-Konzentrationen an α-Lipoprotein-Cholesterin als Männer. Tabelle 8 illustriert typische Verhältnisse.

Tabelle 8. *Durchschnitts-Cholesterinspiegel in Lipoproteinfraktionen im Serum gesunder finnischer Männer, 40—49 Jahre alt, im Vergleich mit ihren Ehefrauen.* (Nach A. Keys, 1967)

Untersuchungs-Personen		Anzahl	Cholesterin (mg-%)		
			α	β	Gesamt
Männer	Ost-Finnland	20	39	212	251
Frauen		20	56	182	238
Männer	West-Finnland	28	41	198	239
Frauen		28	57	170	227

Darin wird der Hauptgrund für die Annahme gesehen, daß α-Cholesterin, im Gegensatz zu β-Cholesterin, die Atherogenese nicht fördert; es ist sogar denkbar, daß die α-Fraktion einen „Schutzfaktor" darstellt. Somit haben Gesamtcholesterin-Werte nicht die gleiche Bedeutung für Frauen wie für Männer. Im Hinblick auf den Effekt des Cholesterins auf die Atherogenese ist ein Gesamtcholesterin-Spiegel von 230 mg-% bei einem Mann mindestens so nachteilig wie der einer Frau von 245 mg-%.

Der Einfluß der Ernährung auf die Serum-Lipide ist bedingt:
1. durch die Lipide und das Fett mit drei Hauptklassen an Fettsäuren (F.S.), den gesättigten, den einfach gesättigten und den hoch-ungesättig-

ten F.S. Die gesättigten F.S. erhöhen den Cholesterinspiegel, während die hoch-ungesättigten entgegegengesetzt, aber schwächer wirken, so daß etwa 2 g hoch-ungesättigte F.S. notwendig sind, um den Effekt von 1 g gesättigter F.S. wettzumachen. Einfach gesättigte F.S. wie Olivenöl haben keine signifikante Wirkung auf den Cholesterinspiegel. Bei den gesättigten F.S. übt die Kettenlänge einen nicht unwichtigen Einfluß aus. Gesättigte F.S. mit weniger als 12 Kohlenwasserstoffatomen und solche mit 18 und mehr in der Kette beeinflussen den Cholesterinspiegel nur gering oder überhaupt nicht. Die 18 Kohlenwasserstoff-gesättigte F.S. — Stearinsäure — hat keinen Effekt auf den Cholesterinspiegel (A. KEYS, 1967). Hypercholesterinämiker brauchen also nicht mehr in Sorge vor Schokolade zu sein, und in bezug auf ihre Cholesterinspiegel könnten sie eher Kakao-Butter als gewöhnliche Butter essen, da die Hauptvertreterin der gesättigten F.S. in der Kakao-Butter Stearinsäure ist. Dagegen hat die Myristinsäure eine besonders starke Cholesterin-Erhöhung zur Folge (HEGSTEDT u. Mitarb.). 2. Wenn Cholesterin in der Nahrung (Schweinefleisch, Eigelb, Butter, Schmalz, Gehirn etc.) einer Cholesterin-freien Ernährung zugesetzt wird, steigt der Serum-Cholesterinspiegel an, jedoch nicht in linearer Proportion zum Nahrungs-Cholesterin. Die Änderung ist nach den Untersuchungen der Arbeitsgruppe KEYS mathematisch vorausberechenbar und ist proportional der Quadratwurzel der Cholesterinkonzentration der Ernährung. (Wenn Nahrungs-Cholesterin, ausgedrückt in mg pro 1000 Calorien, mit z bezeichnet wird, beläuft sich der durchschnittliche Anstieg des Serum-Cholesterinspiegels auf $1,5 \times \sqrt[3]{z}$). Wenn 100 mg Cholesterin pro 1000 Calorien einer Cholesterin-freien Diät zugesetzt werden, erfolgt ein mittlerer Anstieg im Serum um 15 mg-%. Bei den durchschnittlich sehr hohen Serum-Cholesterin-Werten Eier-verzehrender Westeuropäer und Amerikaner mit ca. 250 mg Nahrungscholesterin pro 1000 Calorien sind Nahrungs-Cholesterinänderungen kleineren Ausmaßes schwer zu beobachten. Das Fortlassen beispielsweise des Frühstück-Eies würde den Serum-Cholesterinspiegel lediglich um 5 mg-% erniedrigen; es müssen also wesentlich drastischere Einschränkungen erfolgen, um eine substantielle Senkung zu erreichen. 3. Darüber hinaus haben Hülsenfrüchte einen Cholesterinspiegel-erniedrigenden Effekt, jedoch nur, wenn sie einen prominenten Anteil der täglichen Mahlzeiten ausmachen (A. KEYS, 1967).

Wir sind uns wohl der in Deutschland wogenden „Anti-Cholesterin-Welle" bewußt, die von vielen Ärzten passiv unterstützt wird. Aus diesem Grunde haben wir das Thema so ausführlich besprochen. Es ist durchaus verständlich, wenn in dieser Situation die Butterindustrie sich mit Schlagworten „Butter senkt den Cholesterinspiegel" (Milchinformationen, Nr. 199 vom 10. 7. 1967) an die Öffentlichkeit wendet. Die sensationelle Bekanntmachung basiert auf zwei Artikeln, die aus dem Institut für Virusforschung und experimentelle Medizin, Sielbeck, dem Institut für Bakteriologie der Bundesanstalt für Milchforschung, Kiel, und dem Sanatorium für innere Krankheiten, Hängebargshorst, der LVA Schleswig-Holstein stammen (FRAHM u. Mitarb., 1966 u. 1967). Die an 57 „Arteriosklerotiker" verabreichte Diät bestand aus 2500 Calorien, die sich auf 15% Eiweiß, 25% Fett und 60% Kohlenhydrate verteilten. Bei 32 Patienten wurde Fett hauptsächlich in Form von Margarine geliefert, bei 25 Patienten hauptsächlich in Form von Butter (Tab. 9). Die Versuche ergaben, daß bei beiden Kostformen das Gesamtcholesterin im Serum vermindert wurde. Das Entscheidende an dieser Versuchsanordnung lag in Wirklichkeit darin, daß a) die Diät *maximal 65 g Fett pro Tag enthielt mit Einschluß der unsichtbaren Fette*, b) die Versuchsdauer auf drei bis vier Wochen beschränkt war und c) die Cholesterinspiegel in diesem relativ kurzen Zeitraum extremen Schwankungen unterworfen waren, wie die in der Tabelle in Klammern gesetzten acht Beispiele aus der „Butter-Diätgruppe" zeigen.

Tabelle 9. *Cholesterinspiegel — Reaktionen bei 25 Arteriosklerotikern auf 65 g Fett-Beschränkung pro Tag (vorwiegend Butter)* [*]

6 Vp.	Anstiege (in mg-%)		15 Vp.	Senkungen (in mg-%)		3 Vp.	Unverändert (in mg-%)
1. 206	(242)	216	1. 234		210	1. 244	240
2. 148	(226)	198	2. 246		235	2. 272	266
3. 184		198	3. 268	(308)	259	3. 208	211
4. 224		268	4. 238	(249)	207		
5. 306		315	5. 270		228		
6. 246		267	6. 228	(276)	207		
			7. 304		276		
			8. 234		216		
			9. 276		236		
			10. 300	(366)	266		
			11. 226	(244)	166		
			12. 200	(266)	186		
			13. 224		200		
			14. 238		186		
			15. 266		186		

(1 Vp. nur für 15 Tage auf Diät gesetzt)

[*] Analyse der Ergebnisse einer Nahrungsexperimentes (FRAHM et al.).

Es wird von niemanden in Frage gestellt, daß eine drastische Fettbeschränkung von der gewöhnlichen Tagesration mit 120—150 g auf maximal 65 g, auch wenn es sich um Butter handelt, einen Cholesterinspiegelabfall bewirkt, der etwa für die Zeitspanne der Versuchsdauer von 3—4 Wochen anhält. Entsprechend der Tabelle kann der angegebene Effekt auf den Cholesterinspiegel allerdings bei 10 Versuchspersonen nicht verifiziert werden, da in einem Fall die Versuchsdauer aus unbekannten Gründen auf 15 Tage beschränkt war, bei 3 Vp. der Cholesterinspiegel konstant blieb, bei 6 Vp. anstieg und bei den restlichen Vp. zum Teil zu starken Schwankungen unterworfen war, um der Labormethode vertrauen zu können. Länger dauernde Experimente haben gezeigt, daß der Fettstoffwechsel sich nach einer Adaptationsperiode auf die niedrigere Fettzufuhr umstellt und auf den Ausgangs-Cholesterinspiegel zurückkehrt. Nur unter zwei Bedingungen bleibt der Cholesterinspiegel erniedrigt: 1. wenn die gesättigten Fettsäuren durch mehrfach ungesättigte ausgetauscht werden, bzw. mehr als die Hälfte des Gesamtfettes in Form mehrfach ungesättigter Fettsäuren geliefert wird oder 2. wenn die Gesamtfettmenge noch weiter reduziert wird auf maximal 50 g pro die. Somit ist das Resultat der Untersuchung weder sensationell noch neu und muß nur im Rahmen der bekannten Tatsachen beurteilt werden. Die *Schlußfolgerung des Reporters* für „Milchinformationen" — *nicht der Autoren der Versuche* — ist allerdings eine bedauerliche Entstellung: „Damit sind alle Behauptungen widerlegt, die dem Cholesterin in der Milch und den Milchprodukten eine schädigende Rolle zuschreiben." Mit diesem Versuch ist nichts anderes bewiesen, als daß sich eine vorübergehende Butterbeschränkung auch vorübergehend günstig auf den Cholesterinspiegel auswirken kann.

6. Hypertonie

Wenn der praktizierende Arzt fragt, mit welchen Risikofaktoren man die „sicherste" Voraussage für die Infarkt-Gefährdung erzielen kann, lautet die Antwort aus epidemiologischer Sicht: Durch die Kombination von Hypercholesterinämie und Hypertonie. Damit ist nicht unbedingt bewiesen, daß beide ätiologisch für den Infarkt verantwortlich sind — obwohl viele experimentelle wie klinische Beobachtungen darauf hinweisen. Aber eine derartig einfache Maßnahme wie die Laboruntersuchung des (nicht-nüchtern entnommenen) Blutserum auf Cholesterin und die Blutdruckmessung ist in jeder Praxis durchführbar. Es existiert keine allgemein akzeptierte Methode, um bei asymptomatischen Personen den Schweregrad und die Ausdehnung der stenosierenden Coronarsklerose festzustellen. Deshalb bietet sich diese Minimumuntersuchung auf zwei Faktoren als willkommene Ersatzlösung an, und die gleichzeitige Behandlung der Hypercholesterinämie und der Hypertonie hat die besten Chancen für eine erfolgreiche Verzögerung der Manifestation des klinischen Infarktereignisses in ein späteres Lebensjahr.

Die aus der Framingham-Studie stammende graphische Darstellung des Exzess-Risikos für die Entwicklung von Coronargefäßerkrankungen (Abb. 26), wenn sowohl die Serum-Cholesterinkonzentration als auch der arterielle Blutdruck ansteigen, besagt aber nicht, daß der eine Befund den anderen verursacht. Diese beiden pathologischen prädisponierenden Faktoren koexistieren oft nebeneinander und sind dann allerdings in der Lage, das Infarkt-Risiko erheblich zu potenzieren. Eine andere Kombination ist ebenfalls häufig, Hypertonie und Diabetes und erklärt teilweise die doppelte Gefährdung vieler Hypertoniker und ihre

Prädisposition für den Infarkt, wobei aber noch nicht sicher feststeht, daß diese beiden krankhaften Befunde ätiologisch einander bedingen. In zwei größeren epidemiologischen Untersuchungen wurden Patienten mit Hochdruckherzen fünfmal häufiger unter Diabetikern als in der Allgemeinbevölkerung diagnostiziert. Die diagnostischen Kriterien

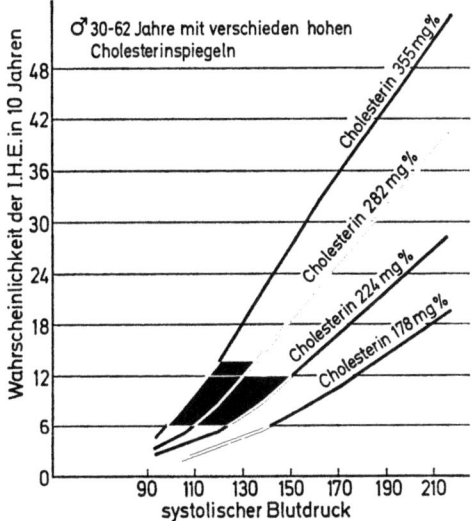

Aus: KANNEL, W. B. et al. "Detection of the Coronary-Prone Adult. The Framingham Study". J. Iowa Med. Soc., Jan. 1966.
Abb. 26

waren hierbei die gleichen. (Das besondere einer epidemiologischen Erhebung ist, alle mit gleichen Standardmethoden zu untersuchen, Kranke und Gesunde, symptomatische wie latente Diabetiker etc.) Wir haben bisher keine Möglichkeit, die Rolle, die die Nieren bei dem größeren Risiko des Diabetikers für Hypertonie spielen, genau zu bestimmen. Es scheint gesichert, daß *das häufigere Vorkommen von Hypertonie bei Diabetikern nicht einfach mit der oft gleichzeitig zu findenden Obesitas erklärt werden kann.*

Bereits 1910 wies NEUBAUER auf das Zusammentreffen von *Diabetes mellitus, Adipositas* und *Hypertonie* hin (DIETERLE u. Mitarb., 1967).

Eine pathologische Glucose-Toleranz wurde bei *adipösen Hypertonikern* 1953 von DRAZIN beschrieben. Aber erst 1967 wurden zwei Beobachtungen an *normalgewichtigen Hypertonikern* mitgeteilt, die eine aus einer epidemiologischen Langzeit-Studie (PELL u. D'ALONZO), die andere aus der II. Medizinischen Klinik der Universität München (DIETERLE u. Mitarb.). Die epidemiologische Studie schloß mit der Zusammenfassung: „Die erhöhte Anfälligkeit der Diabetiker für arteriosklerotische Herzkrankheiten kann fast ausschließlich mit der erhöhten Prävalenz an Hypertonie erklärt werden... In fünf verschiedenen Gewichtsklassen war die Prävalenz an Hypertonie größer unter den Diabetikern in jeder Gewichtsklasse als unter Nichtdiabetikern, jedoch am höchsten bei den am meisten übergewichtigen Diabetikern." Die klinische Studie ergab, daß „die Hälfte der (normalgewichtigen) Patienten mit erhöhten Blutdruckwerten nach der Belastung mit einer verzögerten Glucose-Elimination reagierte"; aber auch im Stadium der normalen Glucosetoleranz „unterscheidet sich bereits der Hypertoniker durch einen Hyperinsulinismus vom Gesunden... Unsere Befunde deuten auf eine endokrin-metabolische Störung bei der essentiellen Hypertonie hin."

Auf die heute nicht seltene Kombination Zigarettenrauchen und Hypertonie mit einer Exzeß-Gefährdung für den Herzinfarkt wurde bereits eingegangen. Hier handelte es sich aber um zwei voneinander völlig unabhängige Variable. Bekanntlich neigen chronische Raucher eher zu Normal- oder Untergewichten und ihre Blutdruckwerte — verglichen mit einer großen Gruppe von Nichtrauchern — sind niedriger, da Nichtraucher in der Gesamtbevölkerung höhere Durchschnittsgewichte aufweisen, womit höhere Blutdruckwerte z. T. erklärt werden können.

Schließlich muß auf die Bedeutung der exzessiven Gewichtszunahme auf den Blutdruck hingewiesen werden. Beide, starke Gewichtszunahme wie Hypertonie, tragen unabhängig voneinander zum erhöhten Risiko für Coronargefäßerkrankungen bei. Es herrscht bisher noch allgemein die Ansicht vor, daß der Blutdruck mit zunehmendem Alter ansteigt, während diese Anstiege in Wirklichkeit eine Funktion der Gewichtszunahmen mit höherem Alter sind — mit dem Alter per se aber wenig zu tun haben. Die 1967 veröffentlichte „1000-Piloten-Studie" mit 24 Jahren Nachkontrollen der Blutdruckwerte von 1940 bis 1964 (OBERMAN u. Mitarb.) hat sehr schön demonstriert, daß diejenigen, die mehr als 9 kg in 24 Jahren zugenommen haben, die höchsten systolischen Blutdruckwerte hatten, während die Gewichtsstabilen ihre 1940-Blutdruckwerte hielten.

Verschiedene epidemiologische Beobachtungen sind bei der praktischen Anwendung dieser „Risiko-Fahndung" von gewissem Wert. 1. Genauso wie es keinen „sicheren Schutz"-Cholesterin-Spiegel gibt, kann man von keinem Blutdruckwert sagen, daß er relativ vor dem Infarkt „schützt". 2. Der unter Praxis-Bedingungen gemessene Blutdruckwert genügt vollauf für eine Risiko-Einschätzung. Natürlich erhöht es die Genauigkeit, womöglich drei Messungen am gleichen Arm in $1/2$-stündigen Abständen am gleichen Tag durchzuführen und an einem anderen Wochentag zu wiederholen. Aber größere Untersuchungsreihen mit einem Vergleich der beiden Methoden haben eigentlich gezeigt, daß die komplizierte Methode mit standardisierten Bedingungen keinen wesentlichen Vorteil erbringt. 3. Systolische Blutdruckwerte sind nach Angaben der Framingham-Gruppe genau so brauchbar wie diastolische Blutdruckwerte für die Voraussage von Coronargefäßerkrankungen, da sie beide hochsignifikant miteinander korreliert sind. 4. „Der Einfluß des Oberarm-Umfanges auf die Sphygmomanometer-Ablesung ist nur indirekt und ist bedingt durch die hohe Korrelation mit dem Körpergewicht. Jeder Versuch, die Sphygmomanometer-Druck-Angabe je nach Armumfang zu korrigieren, muß notwendigerweise den wichtigen Einfluß des Körpergewichtes eliminieren" [KHOSLA, T. K., and C. R. LOWE: Arterial pressure and arm circumference. Brit. J. prev. soc. Med. 19, 159 (1965)]. Elektrokardiogramm und Röntgenbefund des Übergewichtigen mit Hochdruckherz sind auch völlig unabhängig von dem Armumfang! Da eine Obesitas im allgemeinen nicht mit einer erheblichen Fettablagerung im Bereich der Unterarme einhergeht, können mögliche Artefakte bei der indirekten Blutdruckbestimmung, die einem dicken, fetten Oberarm zugeschrieben werden, aufgehoben werden durch Messung des Blutdruckes am Unterarm. In Framingham wurden bei adipösen Hypertonikern die Blutdruckmessungen am Unterarm wiederholt, wobei sich praktisch keine Unterschiede zeigten. Die früher oft gehörte Behauptung, daß dicke Menschen einen fälschlicherweise als hoch bezeichneten Blutdruck (wegen der Dicke ihrer Arme) hätten, kann demnach als unhaltbar angesehen werden (KANNEL u. Mitarb., 1967).

5. Die bisherige Ansicht, bestimmten Altersdekaden gewisse Blutdruckwerte zu „erlauben", die von einer Dekade zur nächsten langsam ansteigen, muß dringend überprüft werden. Angesichts des hohen Risikos für kardio- und cerebrovasculäre Erkrankungen bereits bei *Hypertonie mäßigen Grades mit vieljähriger Expositionsdauer* müssen blutdrucksenkende Maßnahmen (Gewichtsreduktion, Kochsalzbeschränkung* und medikamentöse Behandlung) viel eher eingesetzt werden als das heute meistens der Fall ist. LUKL hat kürzlich die Notwendigkeit zur aggressiveren Prävention treffend charakterisiert: „Immer häufiger verlieren wir durch diese Krankheit Mitbürger zwischen dem 40. und 60. Lebensjahr, die nach langjährigem Bemühen sich zu einer schöpferischen Tätigkeit durcharbeiten konnten und zu Trägern der Erfahrung des Fachwissens und der Verantwortung wurden, zu jenen, die die Stabilität der wirklichen Werte der Gesellschaft repräsentieren, zugleich mit einem echten Fortschritt der Menschheit. Auf der anderen Seite gibt es eine Schicht von alten Leuten über 60 Jahre, die heute schon fast 15%/o der Bevölkerung ausmachen und die sich ständig vergrößern wird. Das lavinenartige Anwachsen der ischämischen Herzkrankheit wird aber bei diesen Menschen zu einer Masse von Invaliden führen, die zu einer Bürde für den arbeitenden Teil der Bevölkerung würde, wenn wir nicht Vorsorge ausüben."

6. Asymptomatische Patienten mit labiler und leichter Hypertonie müssen der langfristigen blutdrucksenkenden Behandlung unterzogen

---

* Kempners' Reisdiät ist immer noch bewährt.

werden. Zu dieser Feststellung kam man in der Paneldiskussion über die medizinische Therapie der arteriellen Hypertonie anläßlich der wissenschaftlichen Sitzung der Schweizerischen Gesellschaft für Kardiologie vom 11. 11. 1967 in Bern. COTTIER führte dazu aus: „Bei leichter Hypertonie ist die Herzarbeit kaum oder nur wenig erhöht. Aus Gründen der kardialen Ökonomie (Senkung der Herzarbeit) allein wäre eine hypotensive Therapie in diesem Hochdruckstadium wohl kaum angezeigt. Die heute vorliegenden experimentellen Untersuchungen von DEMING sowie die klinischen Studien von SMIRK weisen aber darauf hin, daß durch eine prophylaktische Therapie der Hypertonie auch die Atherosklerose gehemmt werden kann."

7. Normalisierung des erhöhten Blutdruckes durch Medikamente ist das Ziel der Behandlung, aber kein Grund für die Unterbrechung. Von drei voneinander unabhängigen Studien von insgesamt 450 Hypertonikern aller Schweregrade wurde nach Langzeitbehandlung mit verschiedenen Medikamenten bei 34 Patienten eine wesentliche Modifizierung ihrer Hypertonie erreicht, die als „Heilung" bezeichnet werden konnte. Die Normotonie nach Absetzen der Medikamente hielt verschieden lange an, von 10 Monaten bis maximal vier Jahre. Diese Erfolge fanden sich aber ausnahmslos bei Patienten, die zu Beginn ihrer Langzeit-Therapie nur milde Formen der Hypertonie (ohne Fälle von malignem Hypertonus und ohne kardiovasculäre oder renale Komplikationen) hatten (DUSTAN u. Mitarb., 1968; PERRY u. Mitarb., 1966; THURM u. SMITH, 1967).

8. Bei der Wahl der hypotensiven Medikamente muß an die potentielle Nebenwirkung jeglicher Langzeitbehandlung gedacht werden. Bei Hypertonikern mit gleichzeitiger Angina pectoris sollte vor Ganglienblockern gewarnt werden, da „Überdosierungen einen starken orthostatischen Kollaps mit Abnahme des Herzminutenvolumens und des coronaren Blutstromes auf kritische Werte verursachen können". Die Abnahme der coronaren Durchblutung „bei Patienten mit Coronarsklerose kann durch eine allzu prompte Blutdrucksenkung einen Myokardinfarkt auslösen" (COTTIER). HAMILTON hat soeben (1967) mitgeteilt, daß die Incidenz von hämolytischen Anämien bei der Hypertonie-Behandlung mit α-Methyldopa 2% beträgt! Die Depressions-fördernde Nebenwirkung des anderweitig sehr bewährten Reserpin sollte ebenso wie die Hypokaliämie der Saluretica, zumal in Kombination mit Digitalisbehandlung stets im Auge behalten werden. „Guanethidin bzw. Guanoxan bewirken Bradykardie und verringern das Herzminutenvolumen und den coronaren Blutstrom im ersten Behandlungsstadium. Der Catecholamingehalt im Myokard sinkt. Bei erstmaliger i. v. Verabreichung von Guanethidin ist mit einem reaktiven, allerdings flüchtigen Blutdruckanstieg zu rechnen" (COTTIER). Die Food and Drug Administration in Washington verpflichtete die pharmazeutische Firma Ciba, am 20. Januar 1969 einen Brief an alle Ärzte zu versenden, der folgende Warnung enthielt: „Guanethidin-Sulfat (Ismelin) kann eine

Blockade des sympathischen Nervensystems verursachen und Patienten müssen davor gewarnt werden, sich körperlich zu betätigen unter diesem Medikament... Frühere Werbeanzeigen haben Nebenwirkungen wie Bradykardie und Angina pectoris nicht genannt und keine Warnung enthalten, daß Guanethidin eine Herzinsuffizienz, Gewichtszunahme oder Ödeme verursachen kann." Wir möchten deshalb eindrücklich auf die günstige Wirkung der Gewichtsreduktion bei übergewichtigen Hypertonikern hinweisen, die die medikamentöse Behandlung in den Fällen essentieller Hypertonie ausnahmslos unterstützt.

7. Diabetes mellitus

Wie bereits im Abschnitt Hypertonie angedeutet, gibt es Hinweise sowohl aus epidemiologischen Langzeit-Beobachtungen wie klinischen Untersuchungen, daß die Anfälligkeit der Diabetiker für cerebro- und kardiovasculäre Krankheiten durch die häufige Assoziation mit der Hypertonie erklärt werden könnte, u. U. sogar auf der Basis eines primären Aldosteronismus als gemeinsamem Nenner für diese Koexistenz. Andererseits haben die epidemiologischen Erhebungen in der Stadt Tecumseh/Michigan gezeigt, daß bereits Hyperglykämie — also ein meßbares Vorstadium des Diabetes mellitus — ein Risikofaktor per se, unabhängig von irgendwelchen Assoziationen mit anderen bekannten Risikofaktoren, für die Entwicklung von ischämischen Herzerkrankungen zu sein scheint. Die Untersuchung in der englischen Stadt Bedford kam zu demselben Ergebnis, indem erhöhte Blutzuckerspiegel häufiger bei Personen mit Manifestationen der ischämischen Herzerkrankungen gefunden wurden. Vorläufige, noch nicht publizierte Resultate der Datenanalyse in Framingham demonstrieren gleichfalls den Risikofaktor „erhöhter Blutzucker" in seiner Bedeutung für Coronargefäßerkrankungen. Diese Daten sind deshalb so wichtig für die Praxis, weil die Blutzucker-Bestimmungen in Framingham nicht vom Nüchtern-Serum, sondern bei der 5000köpfigen (Erwachsenen-)Population zu verschiedenen Tageszeiten durchgeführt wurden, d. h. also unter ähnlichen Bedingungen, wie der Arzt seine Patienten in der Praxis sieht.

Die sog. Kohlenhydrat-induzierte Hypertriglyceridämie wird häufig kombiniert mit Hyperglykämie gesehen, und es wird daher von einigen Autoren angenommen, daß auf dieser Basis die erhöhte Anfälligkeit für ischämische Herzerkrankungen hinreichend erklärt sei. Leider sind die bisher publizierten Arbeiten entweder beschränkt auf eine zu kleine Zahl untersuchter Patienten oder auf Prävalenz-Daten, und es ist z. Z. noch nicht möglich, die pathophysiologischen Zusammenhänge befriedigend zu definieren. Es muß betont werden, daß die erhöhten Triglycerid-Spiegel noch keineswegs als Risikofaktor für Coronargefäß-Erkrankungen bewiesen sind — besonders im Gegensatz zu den erhöhten Cholesterinspiegeln. Letztere sind nicht assoziiert mit Hyperglykämie.

Eine neue Hypothese (MAHLER, 1966) ist besonders attraktiv, wobei Insulin als das „missing link" zwischen Diabetes und Atherosklerose erscheint. Insulin stört indirekt die Funktion eines wichtigen Enzyms, der Fett-hydrolisierenden Lipoprotein-Lipase. Die im Fettstoffwechsel überaus wichtige Lipoprotein-Lipase leitet die Mobilisierung und nachfolgenden Abtransport von Fett ein. Die indirekte Störung dieser Funktion durch Insulin führe zu Fett-Akkumulationen in atheromatösen Herden. Je höher der Insulinspiegel im Blut, um so größer sei die Möglichkeit für atherosklerotische Veränderungen. Paradoxerweise kann der Diabetes assoziiert sein mit großen Mengen zirkulierenden Insulins. Endogen gebildetes Insulin ist oft vermehrt bei Diabetikern und ist im Glucose-Stoffwechsel nicht sehr wirksam, kann aber die Fett-Synthese fördern. Nach oraler Glucose-Belastung steigen die Insulinspiegel bei Diabetikern oft extrem hoch. (Dies ist u. a. ein wichtiger Grund für den ärztlichen Rat, daß der Diabetiker häufige kleine Mahlzeiten anstelle von 3 „Hauptmahlzeiten" zu sich nehmen soll.)

Vielleicht noch wichtiger für unsere Diskussion sind die Berichte, wonach Exzeß-Insulinspiegel bei Prädiabetikern gefunden werden. Hier würde sich der Kreis dieser Hypothese schließen: Ischämische Herzerkrankung und Hyperglykämie sind korreliert miteinander durch einen Stoffwechsel-Defekt, den wir als Hyperinsulinismus messen können und der zur Atherombildung beiträgt.

Der Epidemiologe ist aber noch aus einem anderen Grunde interessiert an dem volksgesundheitlich wichtigen Problem Hyperglykämie/Diabetes und Coronargefäßerkrankungen. Wenn wir die erwähnten epidemiologischen Befunde aus Tecumseh, Bedford und Framingham, die die Hyperglykämie als Risikofaktor per se für ischämische Herzerkrankungen etablieren, ernst nehmen, müssen wir sofort nach Behandlungsmöglichkeiten fragen.

Die nicht Insulin-bedürftige Hyperglykämie wird erfahrungsgemäß günstig beeinflußt durch Gewichtsreduktion und körperliche Betätigung. Unter Beibehaltung einer Calorien-Balance nach Gewichtsnormalisierung (d. h. im allgemeinen Erreichen des Gewichtes, das man im Alter zwischen 17 und 20 Jahren hatte) und aktiver körperlicher Tätigkeit erweist sich die Hyperglykämie in vielen Fällen als reversibel. Die diätetischen Maßnahmen werden jetzt u. a. erfolgreich unterstützt durch die calorienfreien Getränke, Büchsenmarmeladen, Obst und Süßspeisen mit Cyklamat-Zusatz als Süßstoff, und hier setzt das Interesse der Epidemiologie ein.

Wenn große Bevölkerungskreise zur Gewichtsnormalisierung und Diabetes-Prophylaxe über lange Zeiträume größere Mengen von Cyklamat-haltigen Nahrungsmitteln zu sich nehmen, müssen potentiell toxische Nebenwirkungen dringend untersucht werden. Im Laufe des Jahres 1969 ist mit einer neuen Stellungnahme der Food and Drug Administration in Washington zu rechnen. Zur Zeit der Abfassung dieses Beitrages steht die FDA zu der Stellungnahme von 1965, in der es wörtlich hieß: „Es existiert kein Hinweis darauf, daß Cyklamat in den derzeit gebräuchlichen Mengen eine Gefahr für die Gesundheit darstellt." Seit 1965 hat sich allerdings der Verbrauch der Cyklamat-haltigen Nahrungsmittel erheblich verstärkt und mehr Menschen nehmen größere Mengen über viele Jahre zu sich. Die Nachforschungen werden dadurch erschwert, daß das individuell aufgenommene Cyklamat-Quantum erheblichen Schwankungen unterliegt, z. B. mit erheblicher Mehraufnahme in einem heißen Sommer im Gegensatz zu den Wintermonaten und daß schätzungsweise nur bei einem Drittel der regelmäßigen Verbraucher Cyclohexylamin — eine toxische Substanz mit potentieller Wirkung auf die Chromosomen — produziert wird. Isotopen-Messungen des Urins und der Faeces haben bei der Mehrzahl der Untersucher — sowohl beim Tier wie beim Menschen — eine mindestens 98%ige Ausscheidung des Cyklamat in der intakten Molekülform ergeben, aber die Möglichkeit, daß 0,7 bis 2% des zugeführten Natriumcyklamat im Stoffwechsel in Cyclohexylamin umgewandelt werden, existiert. Die Signifikanz ebenso wie die Kontinuierlichkeit dieser Cyklamat-Konversion ist z. Z. unbekannt.

Der praktizierende Arzt wird gut daran tun, die Aufnahme von Cyklamat-haltigen Nahrungsmitteln durch gelegentliche Fragen zu kontrollieren. Größere Zufuhr von Cyklamat macht sich durch weiche Stühle, unter Umständen Diarrhoen bemerkbar. Schwangeren und Leberkranken sollte Zurückhaltung im Verbrauch derartiger Nahrungsmittel angeraten werden.

8. Körperliche Aktivität

Bei dem noch recht umstrittenen Thema der Empfehlung körperlicher Aktivität im Rahmen eines Präventiv-Programmes möchte ich von persönlichen Ansichten absehen und mich mit einigen Zitaten von Experten auf diesem Gebiet begnügen. CUMMING (1968) hat in einem Leitartikel in „Circulation" zum Ausdruck gebracht, daß bis zum heutigen Tage noch keine Informationen vorliegen über das Verhältnis des maximalen Sauerstoff-Verbrauchs bzw. anderer Messungen körperlicher „Fitness" zur Häufigkeit der Herzgefäßkrankheiten. „Dieses Problem wurde indirekt durch die Annahme angegangen, daß Männer in körperlich anstrengenden Berufen aktiver und möglicherweise mehr fit sind als Männer mit vorwiegend sitzender Berufstätigkeit. Die meisten dieser Bevölkerungsstudien in verschiedenen Berufskategorien haben einen Hinweis dafür gegeben, daß körperliche Untätigkeit bei der Arbeit eventuell die Morbidität und Mortalität an ischämischen Herzerkrankungen erhöht, aber es ist unbekannt, ob die einzelnen Berufskategorien, die für diese Studien ausgewählt wurden, Unterschiede im Grad ihrer Fitness aufweisen."

Obgleich GREGG (1963) betont hatte, „daß nur geringe experimentelle Hinweise dafür existieren, daß körperliches Training den Kollateral-Kreislauf prophylaktisch verstärkt", werden die meisten körperlichen Trainingsprogramme mit diesem Endziel durchgeführt. KATZ hat kürzlich (1967) das Problem zusammengefaßt: „Wenn der Prozeß der

Kollateralgefäß-Entwicklung durch Training und verbesserte Leistungsfähigkeit signifikant verstärkt werden könnte, würde der Schweregrad der Herzinsuffizienz und die daraus folgende Letalität ebenfalls signifikant reduziert. Hinweise aufgrund von Tierversuchen sprechen dafür, aber direkte Beweise am Menschen stehen aus." Der Hinweis auf Tierversuche bezieht sich auf die 1957 durch ECKSTEIN ausgeführten Experimente, der zeigen konnte, daß trainierte Hunde mehr Coronaranastomosen haben als man gewöhnlich durch Coronar-Arterienverengung erreicht (s. S. 57). Aber selbst experimentelle Resultate sind widersprechend, sowohl bei Hunden als auch bei anderen Tiergattungen. MCALLISTER hat mit seinen Mitarbeitern an Hunden mit regelmäßigem, langsam zunehmendem Muskel-Training die Entwicklung von Kollateral-Gefäßen nach Okklusion einer Hauptarterie ebenfalls beschleunigt. In sorgfältig kontrollierten Experimenten mit Cholesterin-Thiouracil-induzierter Atherosklerose fanden sie nach 14—16 Monaten einen progressiven Anstieg der Serum-Cholesterinkonzentrationen der trainierten Hunde. Das tägliche Trainingsprogramm bestand im Laufen von 5 Meilen pro Tag mit 5%iger Steigung und einer Geschwindigkeit von 5 Meilen pro Stunde. Die trainierten Hunde hatten nicht nur höhere Cholesterinspiegel als die in Käfigen gehaltenen Kontrolltiere: Auch die Arteriosklerose der Lauftiere war wesentlich schwerer. Manchmal wurden sogar Ulcerationen der Intima besonders in der Bauchaorta, den Becken- und Oberschenkelarterien und, bei den am stärksten betroffenen Tieren, auch eine Coronarsklerose gefunden.

MYASNIKOV (1958) teilte auf Grund seiner Versuche an Kaninchen ein Absinken der Cholesterinspiegel unter körperlichem Training im Vergleich zu untrainierten Kaninchen mit. Er schrieb: „Körperliches Training reduziert bis zu einem gewissen Grad die Entwicklung atherosklerotischer Veränderungen." Bei denselben Kaninchen fand er allerdings erhebliche Veränderungen im Myokard: „Sowohl begrenzte wie ausgedehnte Herdnekrosen und sklerotische Veränderungen, hauptsächlich in der Muskulatur des linken Ventrikels, zum Teil auch des rechten Ventrikels, wurden beobachtet. In einigen Fällen waren die Nekrosen so ausgedehnt, daß Myokardinfarkte angenommen werden konnten... Obgleich körperliches Training den Grad der alimentären Hypercholesterinämie reduzierte und trotz der Tatsache, daß die Lipoidose der Aorten und Coronararterien nicht einen so hohen Grad erreichte, sondern eher weniger betont als bei den Kontrolltieren war, erscheinen die Myokard-Veränderungen in dieser experimentellen Serie drastisch. Diese Myokard-Veränderungen sind unverhältnismäßig stärker als der Grad der Atherosklerose."

LEON u. BLOOR (1968) benutzten für ihre Versuche Ratten, die während 10 Wochen durch einstündiges Schwimmen pro Tag trainiert wurden. Bei der histologischen Untersuchung zeigten einige der täglich trainierten Tiere herdförmige Nekrosen im Herzmuskel. Diese Läsionen wurden bei den Kontrolltieren nicht gesehen. Die täglich trainierten

Tiere wiesen eine eindeutige Herzhypertrophie auf und die Querschnittsflächen der Coronararterien waren auf 127% vergrößert im Vergleich zu den untrainierten Kontrolltieren.

Eine zweite Versuchsgruppe wurde einer Art Intervall-Training unterzogen mit zweimal wöchentlichem Schwimmen. Eine Herzhypertrophie trat nicht auf und die Querschnittsflächen der Coronararterien, der Aa. mammaria und A. carotis unterschieden sich nicht von denen der Kontrolltiere. Myokardläsionen waren in den histologischen Schnitten nicht auffindbar.

Die Autoren schlossen aus ihren Untersuchungen: „Erweiterungen der Coronararterien-Lumina wurden nur bei solchen Tieren gesehen, die eine Herzhypertrophie entwickelten, d. h., bei täglich trainierten Ratten, und zwar in Korrelation zum Kammermuskelgewicht. Nach Einstellung des Trainings ging die Coronararterienweite gleichzeitig mit der Hypertrophie auf die Ausgangswerte zurück.

Obwohl die Gefäßveränderungen in diesem Experiment dafür sprechen, daß die Blutversorgung zum Myokard durch chronisches Training verstärkt wird, muß berücksichtigt werden, daß die morphologische Demonstration dieser Gefäße in toten Herzmuskeln nicht unbedingt aussagt, daß sie auch funktionell wirksam sind. Die Befunde von Herden mit Myokardfaser-Zerstörung in einigen der hypertrophierten Herzen von täglich trainierten Tieren ist eher ein Hinweis darauf, daß diese Tiere eine *relative Coronarinsuffizienz* durchmachten — *trotz ihrer verstärkten Myokardgefäßversorgung.*"

Rose u. Mitarb. (1967) haben in einer pathologisch-anatomischen Studie in einer repräsentativen Gruppe von Infarktpatienten und Kontrollpersonen, die nicht an Infarkt verstorben waren, den Coronararterien-Durchmesser an Plaque-freien Stellen mit Hilfe der Coronarangiographie gemessen. Die mittleren Durchmesser wurden in drei Berufsgruppen mit verschiedenen Aktivitätsgraden verglichen: leichte, „aktive" und schwere Körpertätigkeit. Jede der drei Gruppen enthielt eine Anzahl von Infarktpatienten und Patienten, die keinen Infarkt hatten. Die Autoren folgerten aus ihren Untersuchungen: „Ein klarer Einfluß des Berufes auf die Arterienweite ließ sich nicht nachweisen, obwohl der Unterschied zwischen Leichtarbeitern und „aktiven" Arbeitern fast signifikant war... Wir konnten die Arterien-Lumina natürlich erst nach dem Tode messen und vermögen deshalb nichts darüber auszusagen, inwieweit die Veränderungen der Gefäß-Durchmesser bei bestimmten Personen einen Einfluß auf die Entstehung einer Coronarthrombose haben oder nicht. Innerhalb der *Infarkt-Serie* hatte die Gruppe mit den schwersten atherosklerotischen Stenosen — die Leichtarbeiter — die weitesten Arterien: Der mittlere Durchmesser betrug 3,83 mm bei Leichtarbeitern; 3,22 mm in der Gruppe der „aktiven" Arbeiter und 2,95 mm bei den Schwerarbeitern. Unter den *Kontrollfällen* bestand die Tendenz für die weitesten Arterien bei den „aktiven" Arbeitern im Vergleich zu den Leichtarbeitern (4,3 mm bzw. 3,98 mm)."

Rose u. Mitarb. stimmten daher mit früheren Befunden von Morris u. Crawford überein, „die in einer Gruppe von Patienten, die nicht am Infarkt verstorben waren, keine eindeutigen Beziehungen zwischen Coronaratherosklerose und körperlicher Betätigung im Beruf nachweisen konnten". Wir pflichten Chapman (1967) bei in seiner Feststellung: „Zur Zeit ist es unmöglich, körperliche Untätigkeit als ‚hohen Risikofaktor' in der Genese der Coronarerkrankungen zu akzeptieren, etwa im gleichen Maße, wie wir hohe Cholesterinspiegel oder Hypertonie als Risikofaktoren ansehen... Daß körperliches Training in irgendeiner Form wirksam sein könnte in der Prävention oder der Behandlung kardiovasculärer Krankheiten kann nicht mit Bestimmtheit behauptet werden... In der Prävention ist es fraglich, ob die Öffentlichkeit zu der Annahme geführt werden sollte, daß regelmäßiges körperliches Training per se einen signifikanten Schutz vor den degenerativen kardiovasculären Erkrankungen darstellt... Es bleibt unsicher, ob bei Patienten, die körperliches Training durchführen, der günstige Effekt in erster Linie das Herz, das Muskel-Knochen-System oder die Psyche betrifft. In bezug auf die Prävention von Herzerkrankungen — und insbesondere von klinisch manifesten Coronarerkrankungen — stehen Beweise bisher noch aus."

9. Psychischer Stress

„Studie contra Mythos" hieß der Titel eines ersten Berichtes über die 5jährige prospektive Untersuchung der Zusammenhänge zwischen Beruf, Ausbildung und Coronargefäßkrankheiten an 270 000 Angestellten der Bell-Telephon-Company [J. Amer. med. Ass. 204, 41 (1968)]. Der Leiter dieser epidemiologischen Studie, Prof. Hinkle, gab zu, daß seine Ergebnisse nicht so herauskamen wie er erwartet hatte: „Unsere Befunde geben keinen Hinweis darauf, daß Männer, die einen hohen Verantwortungsgrad tragen, die beruflich schnell vorwärtskommen und häufig befördert werden oder Männer, die zu neuen Abteilungen und zu anderen Gesellschaften versetzt werden, dadurch erhöhte Gefahr laufen, am Herzinfarkt zu erkranken." Im Gegensatz zu der populär unwissenschaftlichen Meinung stellte Hinkle fest, daß die mit dem Leben in einer Industriegesellschaft verbundenen Streßfaktoren die Herzerkrankungen nicht beeinflussen. In der Einleitung hatte ich schon auf die inzwischen nicht mehr im Sprachgebrauch befindliche Bezeichnung „Managerkrankheit" hingewiesen. Hinkle fand Infarkte und Infarkt-Todesfälle etwas häufiger unter den nicht zum Management gehörenden Arbeitern. Vorarbeiter hatten etwa die gleichen Zahlen in bezug auf Krankheits- und Todesfälle. Von hier an aufwärts waren in jeder höheren Stufe weniger Fälle zu beobachten als erwartet. Darüber hinaus kamen die Autoren zu der Schlußfolgerung, daß Männer mit Universitäts-Studium und akademischen Titeln 30% weniger Coronargefäßkrankheiten als die Nicht-Akademiker hatten. Hinkle macht darauf aufmerksam, daß diese beiden Gruppen sich vor allem durch ihre Eß- und Rauchgewohnheiten unterscheiden. Die Arbeiter hatten auch nur wenig mehr körperliche Arbeit als die übrigen Berufsgruppen.

Der Stressfaktor wird in unserem Zivilisationsraum künstlich hochgespielt mit Schlagworten wie „moderne Industriegesellschaft mit Konkurrenzkampf und Terminnot" als dem angeblichen Hauptgrund für die Ursache des Herzinfarktes (FRIEDMAN u. UHLEY, 1967). Studien wie die von HINKLE u. Mitarb., die zeigen, daß der erfolgreiche, vorwärtsstrebende Manager mit all den beruflichen und persönlichen Stress-Situationen gerade nicht in die Kategorie des hohen Infarkt-Risikos gehört, werden hoffentlich dazu beitragen, daß verfehlte Konzept der Gruppe FRIEDMAN u. Mitarb. zu korrigieren. FRIEDMAN u. ROSENMAN haben in einer Flut von Publikationen zu beweisen versucht, daß der relativ nicht-aggressive, weniger ambitiöse und von Terminnöten unbeeindruckte Mann — den sie „Typ B" nennen — nur ein geringes Infarkt-Risiko hat im Gegensatz zum „Typ A" mit seiner Aggressivität, Ambitionen, Freude am Konkurrenzkampf und ständiger Zeitknappheit. Man kann sich nicht recht vorstellen, daß die Manager der Bell Telephon-Company „Typ B" repräsentieren, oder daß dem „Typ B" überhaupt ein erfolgreiches Vorwärtskommen gelingt. Inwieweit diese Spekulationen Eingang gefunden haben in den medizinischen Alltag, zeigt die Veröffentlichung von Fragen der Schweizer Eidgenössischen Militärversicherung an die Mitglieder einer Expertenkommission, wie sie in der Schweizerischen Ärztezeitung (47, 826—828) im August 1966 abgedruckt worden sind: Coronarinsuffizienz, Herztod.

Frage: Ist es richtig, daß beim akuten Herztod der Zusammenhang mit dem Dienst ausschließlich auf Grund der pathologisch-anatomischen Veränderungen beurteilt wird? Antwort: Der akute Herztod im Militärdienst ist in der großen Mehrzahl der Fälle die Folge einer Coronarthrombose oder einer akuten Coronarinsuffizienz bei Coronarstenose. Der Zusammenhang eines Sekundenherztodes mit dem Militärdienst darf nicht allein auf Grund der pathologisch-anatomischen Veränderungen an den Coronararterien und am Myokard beurteilt werden. Frage: Wenn nein, welche Faktoren sind außerdem noch zu berücksichtigen? Antwort: Für die Auslösung eines akuten Herztodes im Militärdienst sind besondere Umstände zu berücksichtigen, wie schwere körperliche Anstrengungen und außergewöhnliche psychische Beanspruchungen. Der zu Lasten der Versicherung fallende Teilfaktor muß nach der Anamnese (körperliche und psychische Belastung) und dem Sektionsbefund abgewogen werden. Er schwankt in weiten Grenzen.

Während excessive körperliche Belastung tatsächlich gelegentlich einen Sekundenherztod bei gleichzeitig bestehender Coronarsklerose verursachen kann, finden ätiologische Faktoren hier zumindest keine Erwähnung, die viel eher mit dem akuten Herztod in Zusammenhang gebracht werden müßten: Die länger existierende Hypertonie mit plötzlich einsetzendem Kammerflimmern; der Nicotinabusus des typischen Kettenrauchers; die essentielle sog. familiäre Hypercholesterinämie; die bei Diabetikern unter Insulintherapie bisweilen auf Grund einer Überdosierung beobachtete Hypoglykämie. Die Voreingenommenheit mit den emotionellen Streßfaktoren rückt diesen psychosomatischen Aspekt der Krankheit unberechtigterweise in den Vordergrund und verdeckt somit wichtige ätiologische Tatsachen. Abgesehen davon, daß der praktische Arzt mit vagen Hypothesen nichts anfangen kann, werden auch in jüngster Zeit Bedenken von namhaften Wissenschaftlern gegen derartige Theorien angemeldet. DOYLE schrieb: „Die methodischen Unsauberkeiten der publizierten Studien, die angeblich Beziehungen zwischen beruflichem Streß und Persönlichkeits-Verhaltensweise und vermehrtem Auftreten von Coronargefäß-Erkrankungen aufweisen, machen sie als wissenschaftlich akzeptable Beobachtungen wertlos." MILES u. Mitarb. unterzogen eine Gruppe von 46 jungen Infarktpatienten einer Psychoanalyse und schlossen daraus: „Niemand hat bisher am Menschen den Nachweis erbringen können, daß Streß von der Größenordnung wie er im Verlauf einer ‚normalen' Lebenszeit auftritt, die Deposition von Cholesterin in die Coronararterienwand beeinflußt. Wir haben keine Beweise, daß emotioneller Streß mit der Genese der Arteriosklerose zusammenhängt." Der Vater des Streß-Begriffes, SELYE, hat seinem Buch „The Stress of Life" ein Motto vorangesetzt, das besagt: „gewidmet denjenigen, die weder zu ängstlich sind, den Streß eines erfüllten Lebens zu genießen, noch so naiv sind, zu meinen, daß sie dies tun könnten ohne intellektuelle Anstrengung." Und HOWARD SPRAGUE hat einmal sarkastisch bemerkt: „Die Gefahr, kardiovasculäre Erkrankungen auf emotionelle Spannungen zurückzuführen, liegt darin, daß jedermann besorgt wird, er könne in eine Situation von ängstlicher Spannung geraten und daß der Glaube gefördert wird, Kampf und Erfolg seien schädlich, während sie in Wirklichkeit wahrscheinlich gesund sind. Zweifellos stammt ein Teil des Wunschdenkens über Arbeit und Streß als etwas Schlechtem aus der alttestamentarischen Überlieferung, wonach Arbeit Teil der Strafe für die Erbsünde des Menschen ist. Diese Idee ist nicht ganz erfolgreich durch die puritanische Auffassung vom Adel der Anstrengung, Mühe und Fleiß überwunden. Wir hoffen im stillen, daß Arbeit und Anspannung schlecht für uns sind, so daß wir sie vermeiden müssen, oder machen sie verantwortlich für Krankheiten, die wir uns selbst zugezogen haben mit unseren Suchtgewohnheiten."

Literatur

ANDRUS, L. H., D. C. MILLER, R. A. STALLONES, S. P. EHRLICH, and J. P. JONES: Epidemiological study of coronary disease risk factors 1. Study design and characteristics of individual study subjects. Amer. J. Epidemiol. 87, 73 (1968).

BANSI, H. W., I. ZIEGER u. A. MEYER-FLEMMING: Die Häufung der Herzinfarkte seit 1948. Med. Klin. 48, 487 (1953).

CHAPMAN, C. B.: Exercise and heart disease. Therapeutic Notes 15, 1 (1967).

CUMMING, G. R.: Physical fitness and cardiovascular health. Circulation 37, 4 (1968).

DIETERLE, P., H. FEHM, W. STRÖDER, J. HENNER, P. BOTTERMANN u. K. SCHWARZ: Asymptomatischer Diabetes mellitus bei normalgewichtigen Hypertonikern. Dtsch. med. Wschr. 92, 2376 (1967).
DOYLE, J. T.: Etiology of coronary disease: Risk factors influencing coronary disease. Mod. Conc. cardiov. Dis. 35, 81 (1966).
DRAZIN, M. L.: Glucose tolerance in hypertension and obesity. Diabetes 2, 433 (1953).
DUSTAN, H. P., I. H. PAGE, R. C. TARAZI, and E. D. FROHLICH: Arterial pressure responses to discontinuing antihypertensive drugs. Circulation 37, 370 (1968).
ECKSTEIN, R. W.: Effects of exercise and coronary artery narrowing on coronary collateral circulation. Circulat. Res. 5, 230 (1957).
EPSTEIN, F. H.: Risk factors in coronary heart disease, environmental and hereditary influences. Israel J. med. Sci. 3, 594 (1967).
FRAHM, H., H. GREGGERSEN, A. LEMBKE u. E. WEBER: Stoffwechsel und Darmflora. Milchwissenschaft 21, 193 (1966).
— — — Stoffwechsel und Darmflora. Milchwissenschaft 2, 206 (1967).
FRIEDMAN, M., and H. N. UHLEY: Management of coronary artery disease. Postgrad. Med., Sept., 155 (1967).
GREGG, D. E.: The coronary collateral circulation in the etiology of myocardial infarction. In: T. N. JAMES and J. W. KEYES (Eds.): The etiology of myocardial infarction. Boston: Little, Brown and Co. 1963.
GRIFFITH, G. C.: Early recognition of the coronary prone individual. J. Okla. med. Ass. 59, 282 (1966).
HAMILTON, M.: Presymptomatic diagnosis of hypertension. Proc. roy. Soc. Med. 60, 1185 (1967).
HEGSTED, D. M., R. B. MCGANDY, M. L. MYERS, and F. J. STARE: Quantitative effects of dietary fat on serum cholesterol in man. Amer. J. clin. Nutr. 17, 281 (1965).
KANNEL, W. B., N. BRAND, J. J. SKINNER, T. R. DAWBER, and T. M. MCNAMARA: The relation of adiposity to blood pressure and development of hypertension. Ann. int. Med. 67, 48 (1967).
KATZ, L. N.: Physical fitness and coronary heart disease. Some basic views. Circulation 35, 405 (1967).
KERSHBAUM, A., S. BELLET, M. HIRABAYASHI, and L. J. FEINBERG: Regular, Filter-Tip, and modified cigarettes. J. Amer. med. Ass. 201, 545 (1967).
—, D. J. PAPPAJOHN, S. BELLET, M. HIRABAYASHI, and H. SHAFIHA: Effect of smoking and nicotine on adrenocortical secretion. J. Amer. med. Ass. 203, 275 (1968).
KEYS, A: Blood lipids in man — A brief review. J. Amer. dietet. Ass. 51, 508 (1967).
LEON, A. S., and C. M. BLOOR: Effects of exercise and its cessation on the heart and its blood supply. J. appl. Phys. 24, 485 (1968).
MAHLER, R. F.: Insulin action on arterial tissue in relation to diabetes and atheroma. In: Diabetes mellitus. L. J. P. DUNCAN (ed.). Baltimore: Williams and Wilkins Co. 1966, pp. 41—45.
MCALLISTER, F. F., R. BERTSCH, J. JACOBSON II, and G. D'ALESSIO: The accelerating effect of muscular exercise on experimental atherosclerosis. Arch. Surg. 80, 54 (1960).
MILES, H. H. W., S. WALDFOGEL, E. L. BARRABEE, and S. COBB: Psychosomatic study of 46 young men with coronary artery disease. Psychosom. Med. 16, 455 (1954).
MYASNIKOV, A. L.: Influence of some factors on development of experimental cholesterol atherosclerosis. Circulation 17, 99 (1958).
OBERMAN, A., N. E. LANE, W. R. HARLAN, A. GRAYBIEL, and R. E. MITCHELL: Trends in systolic blood pressure in the thousand aviator cohort over a 24-year period. Circulation 26, 812 (1967).

Pell, S., and C. A. D'Alonzo: Some aspects of hypertension in diabetes mellitus. J. Amer. med. Ass. **202**, 104 (1967).

Perry, H. M., Jr., H. A. Schroeder, F. J. Capanzaro, D. Moore-Jones, and G. H. Camel: Studies on the control of hypertension: VII. Mortality, morbidity and remissions during twelve years of intensive therapy. Circulation **23**, 958 (1966).

Rose, G., R. J. Prineas, and J. R. A. Mitchell: Myocardial infarction and the intrinsic calibre of coronary arteries. Brit. Heart J. **29**, 548 (1967).

Selye, H.: The stress of life. New York: McGraw-Hill 1956.

Sprague, H. B.: Emotional stress in the etiology of coronary artery disease, Editorial. Circulation **17**, 1 (1958).

Thomas, W. A.: Discussion. In: The etiology of myocardial infarction. Ed. by T. N. James and J. W. Keys. Boston: Little, Brown & Co. 1963, p. 30.

Thurm, R. H., and W M. Smith: On resetting of "Barostats" in hypertensive patients. J. Amer. med. Ass. **201**, 301 (1967).

Walker, A. R. P.: Coronary heart disease and future expectation of life. Circulation **37**, 126 (1968).

X. Akuter Herztod ohne Herzinfarkt

W. Hort

Nicht jeder Herztod bei Coronarsklerose beruht auf einem Herzinfarkt. Zu Unrecht werden akute, oft in Sekundenschnelle erfolgende Herztodesfälle häufig als Herzinfarkt bezeichnet, obwohl ihnen als wesentliches Kriterium eine frische, irreversible Schädigung im Myokard (= eine Nekrose) fehlt. Bei einem so dramatischen, schnell ablaufenden Ereignis ist die Zeit zu kurz für die Ausbildung irreversibler Zellschäden: Die Wiederbelebungszeit wird nicht überschritten. Auch das klinische Bild unterscheidet sich von einem klassischen Infarkt. Ein vollständiges muskuläres Versagen scheidet bei diesen Patienten aus, sie dürften plötzlichen Rhythmusstörungen erliegen.

Zu Anfang sei die Beobachtung eines akuten Herztodes geschildert. Bei einem 35jährigen, sehr gut ernährten Arbeiter war seit einigen Jahren ein Diabetes mellitus bekannt. Selten litt er unter stenokardischen Beschwerden. Er war voll arbeitsfähig. An einem heißen und sehr trockenen Sommertag schob er gemeinsam mit anderen Arbeitskameraden kurz nach dem Mittagessen mit vollem Magen einen schweren Eisenbahnwagen an. Plötzlich brach er zusammen und war kurze Zeit danach tot. Die Obduktion ergab eine hochgradige Coronarsklerose mit fast vollständigem Verschluß des absteigenden Astes der linken Kranzarterie und starker Einengung der rechten sowie des linken umschlingenden Astes. Das Herz wog 550 g und wies ausgedehnte kleine Schwielen im vorderen Anteil der linken Kammerwand und im angrenzenden Septum auf. Frische Narben oder Nekrosen fanden sich nicht. Für einen Infarkt ergab sich kein Anhalt. Für den plötzlichen Tod dürfte die akute Mehrbelastung des Herzens bei schwerer Coronarsklerose entscheidend gewesen sein. Der Blutbedarf des deutlich hypertrophierten Herzens war bei der schweren körperlichen Arbeit groß und die Blutzufuhr durch die Coronarsklerose erschwert. Hinzu kamen die Verdauungsarbeit und die große Hitze, die einen beträchtlichen Teil des Blutes im Darmkanal und in erweiterten Hautgefäßen beanspruchten. Die Voraussetzungen für eine akute Coronarinsuffizienz (s. Büchner) waren also gegeben.

Diese Beobachtung zeigt gut die charakteristischen Befunde beim akuten Herztod: Einen ganz plötzlichen Verlauf, eine schwere Coronarsklerose und das Fehlen eines Infarktes.

Die *schwere Coronarsklerose* wird von allen Untersuchern betont. Oft sind eine oder sogar mehrere Kranzarterien verschlossen (s. Gould).

James wies darauf hin, daß krankhafte Veränderungen der kleinen Arterien, die den Sinusknoten oder das Erregungsleitungssystem versorgen, zu Arrhythmien und plötzlichem Herztod führen können. Die Häufigkeit der *Coronarthrombose* wird unterschiedlich angegeben. Nach den meisten Untersuchern ist sie geringer als beim Herzinfarkt und liegt unter 50% (s. Sinapius). Baroldi fand dagegen bei Infarkt, plötzlichem unerwarteten Coronartod und auch beim plötzlichen, aber nicht unerwarteten Herztod praktisch dieselbe Thrombosehäufigkeit (47% bzw. 46%). Auch unterschied sich in seinem Beobachtungsgut die Lumeneinengung der Kranzarterien in den drei Gruppen nicht deutlich. Der Hauptunterschied bestand darin, daß die Patienten mit plötzlichem Herztod jünger waren als die mit Infarkt und daß nicht selten Veränderungen im Myokard vollständig fehlten. Branwood und Montgomery vermißten dagegen in ihrem Beobachtungsgut bei plötzlichem Tod nach Angina pectoris niemals Narben im Myokard. In unserem eigenen (ausgelesenen) Beobachtungsgut sahen wir neben alten Narben stets Tage oder Wochen alte, meist kleine frische Narben oder Nekrosen, aus denen sich ablesen ließ, daß die Katastrophe nicht ohne morphologisch faßbare Vorboten erfolgte (Hort u. Mitarb.).

Im *Myokard* können bei akutem Herztod ganz verschiedene Veränderungen bestehen. Manchmal finden sich alte Infarktschwielen, oft viele kleine alte Narben, oder es werden Veränderungen im Myokard vermißt. Bei sorgfältigem Lamellieren der Herzen dürften die Beobachtungen mit unverändertem Myokard seltener werden und Schoenmackers wies darauf hin, daß beim Fehlen morphologisch faßbarer qualitativer Veränderungen im Myokard die Bestimmung des kollagenen Bindegewebes eine Aussage über das Bestehen einer hämodynamisch wirksamen Coronarsklerose erlauben könne.

Den *Coronaranastomosen* scheint beim plötzlichen Herztod keine Schlüsselstellung zuzukommen. Sie fehlen nicht etwa, sondern ihre Ausbildung ist auch bei Patienten mit akutem Herztod proportional der Schwere der Coronarerkrankung (Baroldi).

Über die *Häufigkeit* des akuten Herztodes ohne Infarkt lassen sich nur schwer genauere Angaben machen. Diese Patienten sterben in der Regel außerhalb der Krankenhäuser und die Diagnose auf den Totenscheinen dürfte meist Herzinfarkt oder Herzversagen lauten. Weinblatt u. Mitarb. haben in einer Studie in New York City, bei der 55 000 Männer im Alter von 25—64 Jahren beobachtet werden, über 275 Infarkte bei Männern berichtet, die in Arbeit standen. Von ihnen starben 59 (etwa $1/5$) plötzlich. Sie überlebten nicht lange genug, um in ein Krankenhaus eingeliefert zu werden. Wieviele davon schon einen ganz frischen Herzinfarkt hatten und wieviele einem akuten Coronartod ohne Infarkt erlagen, ließ sich nicht feststellen.

Nach Fry ereignen sich 65% der Infarkttodesfälle am ersten Tage, davon die Hälfte (51%) innerhalb der ersten Viertelstunde.

Herzinfarkt und akuter Herztod ohne Infarkt gehören zwar beide zur Gruppe der coronaren Herzkrankheit. Wegen des unterschiedlichen klinischen Bildes und wegen der verschiedenen pathologisch-anatomischen Myokardbefunde sollten sie aber sauber gegeneinander abgegrenzt werden. Für den Pathologen sind dazu die Nachweismethoden zur Frühdiagnose des Herzinfarktes wichtig. Weitere Aufschlüsse sind von kombinierten Untersuchungen des Myokards und der Kranzgefäße einschließlich derjenigen Äste zu erwarten, die die Reizbildungszentren versorgen.

Literatur

BAROLDI, G.: Acute coronary occlusion as a cause of myocardial infarct and sudden coronary heart death. Amer. J. Cardiol. 16, 859—880 (1965).
BRANWOOD, A. W., and G. L. MONTGOMERY: Observations on morbid anatomy of coronary artery disease. Scot. med. J. 1, 367—375 (1956).
BÜCHNER, F.: Die Koronarinsuffizienz. Dresden und Leipzig: 1939.
FRY, J.: Acute myocardial infarction. Schweiz. med. Wschr. 98, 1210—1212 (1968).
GOULD, S. E.: Pathology of the heart. 2. ed. Springfield, Ill.: Thomas 1960.
HORT, W., H. JUST, K. FISCHER u. G. LÜTH: Infarktmuster in menschlichen Herzen. Virchows Arch. Abt. A Path. Anat. 345, 45—60 (1968).
JAMES, T. N.: Pathology of small coronary arteries. Amer. J. Cardiol. 20, 679—691 (1967).
SCHOENMACKERS, J.: Die Blutversorgung des Herzmuskels und ihre Störungen. In: Lehrbuch der speziellen pathologischen Anatomie. 11. und 12. Aufl.; Ergänzungsband I, 1. Hälfte, 1. Lieferung. Berlin: Walter de Gruyter & Co. 1967, S. 59—199.
SINAPIUS, D.: Häufigkeit und Morphologie der Coronarthrombose und ihre Beziehungen zur antithrombotischen und antifibrinolytischen Behandlung. Klin. Wschr. 43, 37—43 (1965).
WEINBLATT, E., S. SHAPIRO, W. FRANK, and R. V. SAGER: Return to work and work status following first myocardial infarction. Amer. J. publ. Hlth 56, 169—185 (1966).

Sachregister

Actomyosin 34
Adipositas 133
Agar 67
Aldosteron 107
Ameroid-Konstriktor 57, 58, 59
A. mammaria int. 71, 72
Anämie 57, 70, 78
—, experimentelle 57
Anastomosen 48, 51, 88
—, Entwicklungsdauer 71
—, extrakardiale 71
—, Lokalisation 69
—, Vergrößerung 69
—, Vermehrung 69
Anastomosenindex 69, 70
Aneurysma, funktionelles 91
Aneurysmanarbe, Dehnbarkeit 44
Angina pectoris 2, 71, 72, 75, 83, 148
— —, Häufigkeit 2
Angiographie, postmortale 28, 58
Anoxie, neurogene 80
Anti-Cholesterin-Welle 130
Anticoagulantien 40, 42
Arrhythmie 97
—, supraventrikuläre 101
Arteriole 79
Asynergie 91
—, ventrikuläre 96
Asystolie 108, 110
Atherosklerose 11
ATPase 34
Atrioventrikularknoten 98, 100
AV-Block 99, 100
AV-Knotenrhythmus 101
AV-Überleitungsverzögerung 100

back pressure 58
Becksche Operation 50
Bernsteinsäuredehydrogenase 34
Bewegung, körperliche 2
Bezold-Jarisch-Reflex 104
Blitzinfarkt 82
Blutdruck, Alter 134
—, diastolisch 135
—, Oberarmumfang 135
—, in der Praxis 134
—, systolisch 134
Blutdruckhöhe 13

Blutdrucksenkung 104
—, Nebenwirkungen 136
Blutvolumen 105, 107
Bradykardie 103
Butter 131

Calcium 33
Capillarnetz 41
Catecholamine 33, 80
Cheyne-Stokes Atmung 107
Chlor 33
Cholesterin 128
—, Nahrung 130
Cholesterinester 20
Cholesterinspiegel 123
—, niedriger 126
—, normaler 127
Coagulationsnekrose 36, 80
Cor pulmonale 70
Coronaranastomosen 68, 140, 148
Coronarangiogramm 69
Coronarangiographie, postmortale selektive 63
Coronararterien, Atherome 17
—, Fassungsvermögen 10
—, Hauptverteilungstypen 119
—, Versorgungstypen 9
—, Wachstum 10
Coronarchirurgie 72
Coronardilatator 57, 58, 59, 64
Coronardurchblutung 87
Coronar-Erkrankung, Geschlechtsunterschiede 117
Coronarinsuffizienz 78, 83, 147
—, relative 141
Coronarkollateralen, Entwicklung, pharmakologisch induzierte 64
—, interarterielle 59
—, intraarterielle 59
Coronarkollateralkreislauf, Entwicklung 59
Coronarleiden 80
Coronarographie, postmortale selektive 60
Coronarostien 13
Coronarreserve 64
Coronarsklerose 4, 11, 69
—, elastischer Typ 18

Coronarsklerose, Frühveränderungen 15
—, Lokalisation 11, 12, 128
—, Obduktionsstatistik 28
—, stenosierende 48, 57, 78
—, unelastischer Typ 18
Coronarspasmus 78
Coronarstenose 70, 75
Coronarthromben, Prädilektionsstellen 22
Coronarthrombose 76
—, Häufigkeit 77, 148
—, verschließende 21
Coronartod, akuter 148
Coronartodesfälle, akute 76
Coronarverschluß 70, 74, 81
—, akuter 58
—, —, Folgen 63
Cyclohexylamin 139
Cyklamat 138

Defibrillation 110
Diabetes mellitus 21, 132, 133, 147
Dilatation 109
Dipyridamol 58, 59, 62, 63
Druck, retrograder 55
Durchströmungsdruck 88
Dyspnoe 105
Dyssynergie 91

Eisen 33
EKG 5, 32, 72, 84, 103, 111
Elektrolyte 7
Elektrolyt-Steroid-Kardiopathie 80
Elektrolytverschiebung 32
Elektronenmikroskopie 33, 35, 36
Embolie 42, 76
—, arterielle 92, 109
Endarterie 48, 50, 68
Endokarditis lenta 83
Endothelschäden 20
Enzyme 33, 34
Epilepsie 79
Epinephrin 120
Erbfaktoren 117, 118
Ernährung 129
—, Zusammensetzung 128
Erregungsausbreitung, Störung 98
Erregungsleitung 97
Erregungsleitungssystem 148
Erregungsrückbildungsstörung 99
Eßgewohnheit 128
Exraucher 121
Extrasystole 99
—, ventrikuläre 103

Faserspannung, systolische 96

Fettbeschränkung 131
Fettinfiltration 17
Fettleibigkeit 2
Fettsäure, gesättigte 132
—, mehrfach ungesättigte 132
Fibrinolytica 40
Filterzigarette 121
Fluorescenz 33
Fluorescenzmikroskopie 34
Fluß, retrograder 54, 59
Fragmentierung 36
Framingham-Studie 126, 127, 135
Fuchsinophilie 36

Galopp, präsystolischer 96
Galopprhythmus, protodiastolischer 96
Gartenschlaucheffekt 89
Gelatineinjektion 68
Gerinnungsneigung 20, 24
Gesamtcholesterin, Frauen 129
—, Männer 129
Gesamtfettmenge 132
Gesamtstrombahnquerschnitt 89
Gewichtsnormalisierung 138
Gewichtszunahme 134
Glucocorticoide 80
Glykogen 34
GOT 33
Granulationsgewebe 38, 41
Guanethidin 136

Harvey 1
Heberden 2
Herzachse, elektrische 99
Herzbeuteltamponade 42, 94, 107
Herzbeutelverwachsung 71
Herzblock 110
Herzdilatation 45, 96
Herzfehler 71
Herzgewicht 45, 74
—, kritisches 74
Herzhypertrophie 70, 141
Herzinfarkt, Zunahme 116
Herzinsuffizienz 95, 104, 110
—, chronische 109
—, muskuläre 101
Herzmassage 110
Herzruptur 1, 42, 83, 108, 109
Herzschrittmacher 110, 111
Herztod, akuter 147
2. Herzton 95
Herzversagen, muskuläres 97, 108, 112
Herzwandaneurysma 44, 91
Hexobendin 62
Hinterwandinfarkt 104
Hippokrates 1

Hunter 2, 4
11-Hydroxycorticosteroide 120
Hypercholesterinämie 21, 132
—, familiäre 127
Hyperglykämie 137
Hyperthyreose 127
Hypertonie 21, 42, 83, 132, 133
—, asymptomatische 135
—, Prophylaxe 136
—, pulmonale 106
Hypertriglyceridämie 137
Hyperventilation 104
Hypotonie 88, 101
Hypoxie 69, 70

Infarkt, familiäre Häufung 118
—, Frühdiagnose 35, 149
—, rudimentärer 77, 84
Infarktdefinition 7
Infarktektomie 45
Infarktfieber 105
Infarktgröße 7
Infarktmuster 74, 81
Infarkt-Risiko 132
Inhalieren 121
Insulinspiegel 138
Intensivpflegestation 110
Intimablutung 16
Intimadicke 10
Intimaödem 16
Intimarisse 25
Intimaschwellung 16
Ischämie 7

Jenner 2, 3, 4

Kalium 32, 33
Kammerflimmern 45, 99, 103, 108
Kammertachykardie 103
Kardioversion 110
Kineangiogramm 70, 78
Kineangiographie 67
—, intravitale 54
K-Mangel 80
Kohle-Filterzigarette 121
Kollateralen 51, 88
—, Bedeutung, funktionelle 58
—, —, protektive 51, 56
—, endomurale 51
—, funktionstüchtige, Entwicklung 57
—, interarterielle 51
—, intercoronare 50
—, intraarterielle 51
—, intracoronare 50
—, Nachweis 53
—, präexistente 51, 56

—, retroperikardiale 50
—, transepikardiale 50
Kollateralenentwicklung 50, 62
—, medikamentös provozierte 57
Kollateralfluß 50
Kollateralgefäße, präformierte 48
Kollateralkreislauf 48, 58, 139
Kollateralnetz, funktionsfähiges 57
Kontraktion, asymmetrische 91, 94
Koppelung, elektromechanische 33
Korrosionsmethode 54
Korrosionspräparate 67, 68
Kraft, elektromotorische 98
Kranzarterieneinengung 69
Kranzgefäßsystem, Reservekapazität 88
Kreatinphosphat 32
Kreislauf, Zentralisierung 105

Laplace, Gleichung 94, 96
LDH 33
Lebenserwartung 115
Lebensgewohnheiten 117
Lebercirrhose 127
Leonardo da Vinci 1
Leukocyten 38
Lidoflazine 62
Ligatur, akute 55, 56
Linksherzhypertrophie 95
Linkstyp, überdrehter 99
Lipoidflecke 15
Lipoproteide 16
α-Lipoprotein 128
β-Lipoprotein 128
Longitudinalstudie, epidemiologische 123
Lues 71
Lungenembolie 109
Lungenödem 106
Luxusdurchblutung 64

Managerkrankheit 116, 142
Mangelernährung 14
Medianekrose 79
Membranpotential 97
Menopause 14
Mesenchymzelle 21
α-Methyldopa 136
Mikroangiographie, postmortale 54
Mikroembolie 40, 83
Mikroinfarkt 7, 83
Mikrorupturen 44
Mikrothromben 15, 26
Mikrozirkulation 39
Mineralocorticoide 80
Mitochondrien 32, 33, 34, 35
Mitralinsuffizienz, akute 94

Mitteldruck, arterieller 88
Momentanvektor 98
Monitor 110, 111
Morgagni 1, 5
Mosaikinfarkt 84
Muskelfaserdehnung 36
Myofibrille 36
Myokard, Blutbedarf 74, 78
—, Narben 5
—, Sauerstoffversorgung 120
Myosinfilamente 36

Narbe 32, 39
—, Schrumpfung 39
Narben, kleinfleckige 83
Na-Retention 107
Natrium 33
Nekrose 7, 38
Nekrosen, fleckförmige 83
—, herdförmige 140
Neuroselehre 4
Nicotin-Ausscheidung 120
Nicotingehalt 121
—, verminderter 121
Norepinephrin 120

Organisation 38
Organisationsgeschwindigkeit 38

Papillarmuskelabriß 109
Papillarmuskel-Dysfunktion 93
Parasystolie 103
Parietalthrombose 74
Pendelblutvolumen 95
Persantin 58
PETN 62
Phase, vulnerable 103
Phosphate 33
Phosphorylase 34
Plexus, subendokardialer 70
Poiseuillesche Gleichung 78, 89
Psyche 142
Purpura, thrombotische thrombocytopenische 79

Querstreifung 38
Querstreifungsabstände 36

Radioisotopenclearance 54
Randzone, subendokardiale 41
Rauchen 2, 120
Reanimation 110
β-Receptorenblocker 79
Rechtsinfarkt 41
Rechtsschenkelblock 99
Regeneration 32
Reizbildung 97
—, spontane 99

Reserpin 136
Restblut 45
Reticulum, sarkoplasmatisches 33
Rezidivinfarkt 83
Rhythmusstörung 147
Risikofaktoren, Akkumulation 118

Sauerstoffbedarf 87
Sauerstoffspannung, arterielle 106
Sauerstoffverbrauch 96
Schenkelblock 99
—, bilateraler 99
Schilddrüsenüberfunktion 80
Schmerz, ischämischer 4
Schock 97, 109
Schockbehandlung 110, 111
Schrittmacher, elektrischer 100
Schub, ischämischer 82
Schubspannung 19
Seneca 1
Septuminfarkt 99
Septumruptur 94, 109
Serumfermente 5
Serum-Lipide 129
Sinusbradykardie 100
Sinusknoten 98, 148
Sinusrhythmus 98
Sinustachykardie 101
Spontankollateralen 51
Standardinfarkt 39
Stauung, pulmonale 106
Stauungsinsuffizienz 105
Steroide 7
Stress 80, 143
Strömungsgeschwindigkeit 19
Strömungswiderstand 89
Stromvolumen, coronares 87
Sympathicusreizung 104
Systole, paradoxe 44, 45

Tachykardie 78
Temperaturerhöhung 5
Tetracyclin 33
Thebesius 1, 48
Thebesiussche Gefäße 51
Therapie, fibrinolytische 39
Thromben 76
—, intramurale 39
—, Länge 23
—, parietale 19, 42
—, Rekanalisation 26
—, rezidivierende 16
—, verschließende 22
Thrombenkanalisation 70
Thrombose, Häufigkeit 76
Thrombus, Altersbestimmung 77
—, Rekanalisation 79

Thrombus, wandständiger 15
Todesangst 104
Totenstarre 36
Training 57
—, körperliches 142
Transaminasen 34

Überlebenszeit 32
Übersterblichkeit 115
Überwachungsstation 97
Umgehungsgefäße 70
Umweltbedingungen 117
Unstabilität, elektrische 108
Untätigkeit, körperliche 139
Unterbindung, akute 63
Ustimon 62

Vagusreizsymptom 100
Vagusreizung 104
Venendruck, zentraler 104, 107
Versorgungsinsuffizienz 82

Vesalius 1
Virchow 5
Vitalkapazität 105
Vorhofarrhythmie 100
Vorhofkontraktion 101
Vorhofsystole 101

Wachstation 111
Wassermoleküle 33
Wasserretention 107
Wasserstoffionenkonzentration 33
Widerstand, extracoronarer 89
Wiederbelebung 110, 111
Wiederbelebungszeit 32, 34, 36, 39, 147

Zellmembran, Permeabilität 32
—, Polarisation 32
Zigarettenkonsum 120
Zigaretten-Raucher, Toleranz-Entwicklung 121

Herstellung: Konrad Triltsch, Graphischer Betrieb, Würzburg

Erschienene Bände der Heidelberger Taschenbücher

1. Max Born: Die Relativitätstheorie Einsteins. DM 10,80
2. K. H. Hellwege: Einführung in die Physik der Atome
   2. erweiterte Auflage. DM 8,80
3. Wolfhard Weidel: Virus und Molekularbiologie
   2. erweiterte Auflage. DM 5,80
4. L. S. Penrose: Einführung in die Humangenetik. DM 8,80
5. Hans Zähner: Biologie der Antibiotica. DM 8,80
6. Siegfried Flügge: Rechenmethoden der Quantentheorie
   3. Auflage. DM 10,80

7/8. G. Falk: Theoretische Physik I und Ia auf der Grundlage einer allgemeinen Dynamik
   Band 7: Elementare Punktmechanik (I). DM 8,80
   Band 8: Aufgaben und Ergänzungen zur Punktmechanik (Ia). DM 8,80

9. Kenneth W. Ford: Die Welt der Elementarteilchen. DM 10,80
10. Richard Becker: Theorie der Wärme. DM 10,80
11. P. Stoll: Experimentelle Methoden der Kernphysik. DM 10,80
12. B. L. van der Waerden: Algebra I
    7. neubearbeitete Auflage der Modernen Algebra. DM 10,80
13. H. S. Green: Quantenmechanik in algebraischer Darstellung. DM 8,80
14. Alfred Stobbe: Volkswirtschaftliches Rechnungswesen. DM 10,80
15. Lothar Collatz/Wolfgang Wetterling: Optimierungsaufgaben. DM 10,80

16/17. Albrecht Unsöld: Der neue Kosmos. DM 18,—

18. Fred Lembeck/Karl-Friedrich Sewing: Pharmakologie-Fibel. DM 5,80
19. A. Sommerfeld/H. Bethe: Elektronentheorie der Metalle. DM 10,80
20. K. Marguerre: Technische Mechanik. I. Teil: Statik. DM 10,80
21. K. Marguerre: Technische Mechanik. II. Teil: Elastostatik. DM 10,80
22. K. Marguerre: Technische Mechanik. III. Teil: Kinetik VIII. DM 12,80
23. B. L. van der Waerden: Algebra II
    5. Auflage der Modernen Algebra. DM 14,80
24. Manfred Körner: Der plötzliche Herzstillstand. DM 8,80
25. W. Reinhard: Massage und physikalische Behandlungsmethoden. DM 8,80
26. H. Grauert/I. Lieb: Differential- und Integralrechnung I. DM 12,80

27/28. G. Falk: Theoretische Physik II und IIa
   Band 27: Allgemeine Dynamik. Thermodynamik (II). DM 14,80
   Band 28: Aufgaben und Ergänzungen zur Allgemeinen Dynamik und Thermodynamik (IIa). DM 12,80

29. P. D. Samman: Nagelerkrankungen. DM 14,80

30 R. Courant/D. Hilbert: Methoden der mathematischen Physik I
3. Auflage. DM 16,80

31 R. Courant/D. Hilbert: Methoden der mathematischen Physik II
2. Auflage. DM 16,80

32 F. W. Ahnefeld: Sekunden entscheiden — Lebensrettende Sofortmaßnahmen. DM 6,80

33 K. H. Hellwege: Einführung in die Festkörperphysik I. DM 9,80

36 H. Grauert/W. Fischer: Differential- und Integralrechnung II.
DM 12,80

37 V. Aschoff: Einführung in die Nachrichtenübertragungstechnik.
DM 11,80

38 R. Henn/H. P. Künzi: Einführung in die Unternehmensforschung I.
DM 10,80

39 R. Henn/H. P. Künzi: Einführung in die Unternehmensforschung II.
DM 12,80

40 M. Neumann: Kapitalbildung, Wettbewerb und ökonomisches Wachstum. DM 9,80

41 G. Martz: Die hormonale Therapie maligner Tumoren. DM 8,80

42 W. Fuhrmann/F. Vogel: Genetische Familienberatung. DM 8,80

43 H. Grauert/I. Lieb: Differential- und Integralrechnung III. DM 12,80

44 J. H. Wilkinson: Rundungsfehler. DM 14,80

45 G. H. Valentine: Die Chromosomenstörungen. DM 14,80

46 Robert D. Eastham: Klinische Hämatologie. DM 8,80

47 C. N. Barnard/V. Schrire: Die Chirurgie der häufigen angeborenen Herzmißbildungen. DM 12,80

48 R. Gross: Medizinische Diagnostik — Grundlagen und Praxis.
DM 9,80

49 K. Jacobs: Selecta Mathematica I. DM 10,80

50 H. Rademacher/O. Toeplitz: Von Zahlen und Figuren. DM 8,80

51 E. B. Dynkin/A. A. Juschkewitsch: Sätze und Aufgaben über Markoffsche Prozesse. DM 14,80

52 H. M. Rauen: Chemie für Mediziner — Übungsfragen. DM 7,80

53 H. M. Rauen: Biochemie — Übungsfragen. DM 9,80

54 G. Fuchs: Mathematik für Mediziner und Biologen. DM 12,80

55 H. N. Christensen: Elektrolytstoffwechsel. DM 12,80

56 M. J. Beckmann/H. P. Künzi: Mathematik für Ökonomen I.
DM 12,80

57/58 H. Dertinger/H. Jung: Molekulare Strahlenbiologie. DM 16,80

59/60 C. Streffer: Strahlen-Biochemie. DM 14,80

61 W. Hort: Herzinfarkt. DM 9,80

Bitte Gesamtverzeichnis der Reihe anfordern!

MIX
Papier aus verantwortungsvollen Quellen
Paper from responsible sources
FSC® C105338

If you have any concerns about our products,
you can contact us on
ProductSafety@springernature.com

In case Publisher is established outside the EU,
the EU authorized representative is:
**Springer Nature Customer Service Center GmbH
Europaplatz 3, 69115 Heidelberg, Germany**

Printed by Libri Plureos GmbH
in Hamburg, Germany